现代著名老中医名著重刊丛书·第五辑

马培之外科医案

马培之 著

范凤源 校订

人民卫生出版社

图书在版编目（CIP）数据

马培之外科医案/马培之著　范凤源　校订．—北京：人民卫生出版社，2008.1

（现代著名老中医名著重刊丛书．第五辑）

ISBN 978-7-117-09579-2

Ⅰ.马…　Ⅱ.①马…②范…　Ⅲ.医案-汇编-中国-现代　Ⅳ.R249.7

中国版本图书馆 CIP 数据核字（2007）第 186247 号

现代著名老中医名著重刊丛书

第五辑

马培之外科医案

著　　者：马培之
校　　订：范凤源
出版发行：人民卫生出版社（中继线 010-59780011）
地　　址：北京市朝阳区潘家园南里 19 号
邮　　编：100021
E - mail：pmph @ pmph. com
购书热线：010-59787592　010-59787584　010-65264830
印　　刷：北京铭成印刷有限公司
经　　销：新华书店
开　　本：850×1168　1/32　　印张：2.75
字　　数：52 千字
版　　次：2008 年 1 月第 1 版　　2023 年 6 月第 1 版第 5 次印刷
标准书号：ISBN 978-7-117-09579-2
定　　价：10.00 元

出版说明

自20世纪60年代开始，我社先后组织出版了一批著名老中医经验整理著作，包括医论医话等。半个世纪过去了，这批著作对我国近代中医学术的发展产生了积极的推动作用，整理出版著名老中医经验的重大意义正在日益彰显，这些著名老中医在我国近代中医发展史上占有重要地位。他们当中的代表如秦伯未、施今墨、蒲辅周等著名医家，既熟通旧学，又勤修新知；既提倡继承传统中医，又不排斥西医诊疗技术的应用，在中医学发展过程中起到了承前启后的作用。这批著作均成于他们的垂暮之年，有的甚至撰写于病榻之前，无论是亲自撰述，还是口传身授，或是其弟子整理，都集中反映了他们毕生所学和临床经验之精华，诸位名老中医不吝秘术、广求传播，所秉承的正是力求为民除瘼的一片赤诚之心。诸位先贤治学严谨，厚积薄发，所述医案，辨证明晰，治必效验，不仅具有很强的临床实用性，其中也不乏具有创造性的建树；医话著作则娓娓道来，深入浅出，是学习中医的难得佳作，为近世不可多得的传世之作。

由于原版书出版的时间已久，已很难见到，部分著作甚至已成为学习中医者的收藏珍品，为促进中医临床和中医学术水平的提高，我社决定将一批名医名著编为《现代著名老中医名著重刊丛书》分批出版，以飨读者。

第一辑收录13种名著：

《中医临证备要》　　　　《施今墨临床经验集》

《蒲辅周医案》
《蒲辅周医疗经验》
《岳美中论医集》
《岳美中医案集》
《郭士魁临床经验选集——杂病证治》
《钱伯煊妇科医案》
《朱小南妇科经验选》
《赵心波儿科临床经验选编》
《赵锡武医疗经验》
《朱仁康临床经验集——皮肤外科》
《张赞臣临床经验选编》

第二辑收录 14 种名著:

《中医入门》
《章太炎医论》
《冉雪峰医案》
《菊人医话》
《赵炳南临床经验集》
《刘奉五妇科经验》
《关幼波临床经验选》
《女科证治》
《从病例谈辨证论治》
《读古医书随笔》
《金寿山医论选集》
《刘寿山正骨经验》
《韦文贵眼科临床经验选》
《陆瘦燕针灸论著医案选》

第三辑收录 20 种名著:

《内经类证》
《金子久专辑》
《清代名医医案精华》
《陈良夫专辑》
《清代名医医话精华》
《杨志一医论医案集》
《中医对几种急性传染病的辨证论治》
《赵绍琴临证 400 法》
《潘澄濂医论集》
《叶熙春专辑》
《范文甫专辑》
《临诊一得录》
《妇科知要》
《中医儿科临床浅解》
《伤寒挈要》
《金匮要略简释》
《金匮要略浅述》

《温病纵横》
《临证会要》
《针灸临床经验辑要》

第四辑《方药中论医集》收录6种名著：

《辨证论治研究七讲》
《中医学基本理论通俗讲话》
《黄帝内经素问运气七篇讲解》
《温病条辨讲解》
《医学三字经浅说》
《医学承启集》

第五辑收录19种名著

《现代医案选》
《泊庐医案》
《上海名医医案选粹》
《治验回忆录》
《内科纲要》
《六因条辨》
《马培之外科医案》
《中医外科证治经验》
《金厚如儿科临床经验集》
《小儿诊法要义》
《妇科心得》
《妇科经验良方》
《沈绍九医话》
《著园医话》
《医学特见记》
《验方类编》
《应用验方》
《中国针灸学》
《金针秘传》

这批名著大多数品种原于20世纪60年代前后至80年代初在我社出版，自发行以来一直受到读者的广泛欢迎，其中多数品种的发行量都达到了数十万册，在中医界产生了很大的影响，对提高中医临床水平和中医事业的发展起到了极大的推动作用。

为使读者能够原汁原味地阅读名老中医原著，我们在重刊时采取尽可能保持原书原貌的原则，主要修改了原著中疏漏的少量印制错误，规范了文字用法和体例层次，在版式上则按照现在读者的阅读习惯予以编排。此外，为不影响原书内容的准确性，避免因换算造成的人为错误，部分旧制的药名、病名、医学术语、计量单位、现已淘汰的检测项目与方法等均未改动，保留了原貌。对于犀角、虎骨等现已禁止使用的药品，本次重刊也未予改动，希冀读者在临证时使用相应的代用品。

人民卫生出版社

2007年11月

序

马文植，号培之，余之太师也，江苏孟河人，天资聪颖，侍祖省三公，学医十六年。读医书最多，领悟最深。因记忆力强，辨症颇精细，用药极审慎切当。每遇宿学名师，不惜虚怀就正。凭脉理之精微，十二经络之所在，遇症刻意精思，审问明辨。对人体生理病理变化，病状轻重虚实，治法从阴从阳，宜降宜补，宜温宜凉，宜行宜养，宜散宜润，宜表宜下，要皆谨慎其事，务求精切。

当时太平天国之后，因战乱疾病更多，太师居乡间，为农民群众服务，诊金不计，每日一百余人。所治疾病，多获奇效，远地病家闻名群至。孟河一小乡镇，舟泊盈河，旅舍隘满，如是凡五十年。自谓所治各病，名目繁多，在一千余种以上，内科居其三，外疡居其七。治病立方，要能博览旁稽，深求实学，得前贤真髓，并从天时寒暑，土气燥湿，禀赋清浊，嗜好偏异，体质偏阴偏阳，病肇何时，受于何地，发于何因，在气在血，属脏属腑，舌苔可辨，脉理可参，一一切按而密勘之，庶克有济。并且病无常病，药无常方，不可拘泥成法，漫无变通。亦不可尽舍成法而师心自用。务求药能中病之的，达病之里，入于经络，通于脏腑，几费经营，配方始成。后之学者，必穷究前人用意之所在。当临症之时，庶得所取法焉。太师生平访求验方甚多，经试辄效。莫不公开流传。非但获益人民，且使民间宝贵治病经验得以保存。近百年来中国药肆中所流行之外科丸散膏丹，十之八九由太师传出。太师善外科，举凡咽喉及全身痈疽，若脑疽、对口、肝痈、肺痈、大小肠痈、腹皮痈、多骨疽、穿踝疽、疵疽、脱疽、阴疽、疮漏、瘰疬、疔疮、乳核、鹤膝、骨槽风，均能药到病除。即初期鸡胸龟背，亦能治愈。至若历节风痛，辨明虚实，治亦病除。太师亦精内科，举凡肺痨、咳嗽、吐血、噎膈、肿胀、痫厥、痿痹等症，均能治愈。尤擅治心脏病、痰饮等症。太师善针灸，凡贫穷病家无力服药者，太师均以针灸治之。自谓针灸有特殊疗病效能，尤其精神病、风湿病、神经病，获效最速。太师晚年被邀至北京为御医，一年后力辞回乡，仍为民间良医。后在苏州、上海行医。殁时年七十有九。时为清光绪二十三年戊戌。葬于孟河河庄北之嘉山。逝世前一年，曾召儿子辈整理自己医案，著成《医略存真》一本，未曾出版。1930年8月上海中医书局曾出版《马培之外科医案》一册，系太师中年时门人汇录抄本。对外科各症尚不完全，需要增订。余适整理太师著作，乃将家藏太师晚年医案，择其属于外科者，及《医略存真》稿本中有关外科之论文，补充药味，汇录成册，与前次已刊外科医案，修正错字，合并成此一册，仍用旧名，付之印刷。供世研究，以作为人民健康服务之参考，或有功于世，亦未可知。

1955 年 6 月 1 日小门人范凤源敬撰

目录

骨槽风…………………………………………………… 1
盘槽痈…………………………………………………… 3
牙菌……………………………………………………… 4
牙癌……………………………………………………… 4
舌菌……………………………………………………… 5
舌癌……………………………………………………… 5
舌疳……………………………………………………… 6
舌根痈…………………………………………………… 6
咽喉症…………………………………………………… 6
喉风…………………………………………………… 7
急喉风………………………………………………… 8
慢喉风 ……………………………………………… 10
喉蛾 ………………………………………………… 10
喉闭 ………………………………………………… 11
喉痈 ………………………………………………… 11
喉痹 ………………………………………………… 11
烂喉痧 ……………………………………………… 12
锁喉毒 ……………………………………………… 14
眼胞痰瘤 …………………………………………… 14

脑疽 …………………………………… 14
对口 …………………………………… 18
瘰疬 …………………………………… 19
失荣 …………………………………… 19
马刀疬 ………………………………… 20
颈核 …………………………………… 22
乳癌 …………………………………… 23
乳核 …………………………………… 25
乳脱 …………………………………… 26
漫心痈 ………………………………… 27
鸡胸 …………………………………… 27
龟背 …………………………………… 29
发背 …………………………………… 33
肾俞发 ………………………………… 34
少腹痈 ………………………………… 34
缩脚痈 ………………………………… 36
肛漏 …………………………………… 36
肾癌 …………………………………… 37
脱囊 …………………………………… 38
肢节痛 ………………………………… 38
白虎历节风 …………………………… 39
串臂漏 ………………………………… 40
伏兔痈 ………………………………… 40

鹤膝风 …………………………………………………… 41
附论 ……………………………………………………… 41
穿踝疽 …………………………………………………… 44
足跟疽 …………………………………………………… 45
脱疽 ……………………………………………………… 46
井疽 ……………………………………………………… 47
肝痈 ……………………………………………………… 47
附论 ……………………………………………………… 48
肺痈 ……………………………………………………… 50
胃脘痈 …………………………………………………… 51
脾肚发 …………………………………………………… 51
肠覃 ……………………………………………………… 51
肠痈 ……………………………………………………… 52
痈疽疮疡用药禁忌 ……………………………………… 53
疔疮 ……………………………………………………… 55
流注 ……………………………………………………… 59
风注 ……………………………………………………… 60
蔽骨疽 …………………………………………………… 60
多骨疽 …………………………………………………… 61
附骨疽 …………………………………………………… 62
阴疽 ……………………………………………………… 62
石疽 ……………………………………………………… 63
疵疽 ……………………………………………………… 66

血痣 …………………………………………………………… 66
疮漏 …………………………………………………………… 66
麻风 …………………………………………………………… 67
烫伤 …………………………………………………………… 71

骨槽风

古书骨槽风之治法甚略，其言病因有二条：一谓得于忧愁思虑，肝脾受伤，以致筋骨紧急，肌肉腐烂。一谓少阳、阳明二经风火凝结。独未有风寒客于经脉一证。大致初起即牙关肿痛，憎寒恶热，腮颊颐项俱肿。三五日槽牙尽处溃脓，外肿渐消，而颊车肿硬不退。十余日外腐溃，脓秽齿摇，久而不敛。内生多骨，甚则齿与牙床骨俱落。此缘肠积热及过食炙煿，外风引动内热而发。亦有耳下项间先起小核，继之牙关紧痛腮颊浮肿者，此二经风热痰热交结于上，久亦内外串溃。初起均宜清散：

黄连　黄芩　天花粉　菊花　桔梗　银花

其有牙关微紧，颊车隐隐作痛。渐至坚肿硬贴骨上，口不能开，经久不溃，溃后仍硬，不能收口者。此阳明气血不足，风寒乘虚侵贼筋骨。始觉，急宜温散：

白芷　牛蒡　当归　防风　生甘草　荆芥穗　连翘　蒺藜

兼用艾灸。日久可与以阳和汤：

熟地一两　白芥子二钱，炒研　鹿角胶三钱　炮姜五分　麻黄五分　肉桂一钱　生甘草一钱　酒水各一杯

煎服。

溃后，中和汤：

白芷酒炒　桔梗　人参　黄芪　甘草　土炒白术　川芎　当归　白芍各一钱　藿香　肉桂　麦冬各五分　生

姜三片　大枣二枚

酒一杯，水二盅，食远服。

十全大补汤

人参　熟地　黄芪　白术　当归　白芍　肉桂　川芎　茯苓　甘草

均可兼投。又有长牙症，牙槽肿痛出脓，二三月一发，发则肿痛，三五日始敛愈。不治亦愈。必俟牙槽尽处，新长之牙与槽牙平，龈肉不盖齿上，则愈而不复发矣。

腮颊为手阳明所过之地。骨槽风症，缘阳明湿热，与外风迫结而成。其来必骤，盖火性急故也。今外溃已久，牙关不开，缘颊车中坚硬未消，开阖不利。古之用中和汤者，因从病久脉虚，故用黄芪之补托，四物之养血，桂心、白芷以散结邪，银花、花粉、玄参、贝母之清化蕴毒。前方所议极是，但阳明多气多血之络，温补过施，恐有偏弊之患。拟照古之中和汤，不增不减可也。

川芎　当归　白芍　生地　肉桂　黄芪　花粉　粉甘草　桔梗　大贝　银花　红枣

骨槽风，颊车内外俱肿，内溃流脓，宜清胃解毒，自主外溃为要：

川连　石膏　玄参　花粉　羚羊角　丹皮　赤芍　银花　甘草　黄芩　淡竹叶　芦根

骨槽风溃后，筋脉急缩，以致牙关紧强。兼之余蕴未清，腠理结核。两耳作鸣，耳音不聪，厥少不和，阳浮于上。拟养阴清肝，兼和脉络：

北沙参　菊花　当归　白芍　广皮　石决明　白蒺藜　夏枯草　泽泻　丹皮　甘草　荷叶

丸方

川芎　当归　半夏　僵蚕　大贝　陈皮　茯苓　白蒺藜　北沙参　夏枯草　玄参　白芷　甘草　海螵蛸

蜜水泛丸。早膳后，服三钱。

骨槽风症，始则牙痛，颐肿面肿，上过太阳。继入阳明，则由项及胸。初时先下于前，嗣又漫补于后，以致毒火蕴遏，伤阴耗气，不能去毒化脓，散漫无定。脉象左部散大，右部濡小。舌㖞目定，阳缩，头面无华，汗多，气血两败，已成陷症，非人力所能挽也。拟方尽人事而已。

西洋参　茯苓　甘草　银花　花粉　川石斛　麦冬　大贝母　绿豆

昨晚进汤药，虽有转机，脉仍未起，未可为恃。原方中加生地五钱。

骨槽风溃久，牙骨已损，完功不易，当以补托：

黄芪　当归　党参　甘草　白术　白芍　川芎　肉桂　大生地　花粉　红枣

盘 槽 痈

盘槽痈月余，自左及右，间溃流脓，腮外坚肿硬势，又将破溃。发热便闭，食少哕恶。脉细神疲，阴伤胃热不化，症属不轻，拟以甘寒清解：

鲜石斛　贝母　银花　桔梗　丹皮　使君子　玄参

甘草　连翘　天花粉　橘红　茯苓　枳壳　芦根

盘槽痈，腮外肿势难消，究须外溃。精神虽起，而热渴呕恶未减，饮食未增，阴分大亏，症非轻候，姑拟养阴清胃：

鲜石斛　怀山药　麦冬　茯苓　银花　花粉　白扁豆　北沙参　毛燕　使君子　象贝母　谷芽　糯稻根

牙菌

牙菌，落而复生。肝阳火郁不解，幸软而不坚，可无足虑。

惟营血素亏，肝阳化风，左半头痛。脾土又弱，腹痛便溏。右脉较起，脾肾渐有充旺之机。肝气虽强，水足而木自柔和，虚阳自不上僭。仍从脾肾进治：

潞党参　白术　归身　白芍　枸杞子　杜仲　炙甘草　破故纸　黄芪　广皮　煨姜　红枣

牙癌

肝火上升，致发牙癌。内外穿溃，肉翻峥嵘。高年得此恶候，极难调治。姑拟养阴清肝胃积热：

羚羊角　大贝　甘草　玄参　连翘　细生地　丹皮　花粉　石斛　麦冬　芦根

脉神较起，惟肉翻峥嵘，左腮上腭，出血数次。火郁阴伤，仍当养阴清肝：

生地　西洋参　玉露霜　川石斛　白芍　南沙参

左牡蛎　黄柏　蒲黄　怀山药　山萸肉　黑玄参　坎炁　人中黄

胃火上升，牙癌溃腐，肉翻且坚。难治之症，勉立一方：

羚羊角　花粉　连翘　大贝　鲜生地　麦冬　甘草　玄参　桔梗　生石膏

此方服四剂后，痛定肉平颇效。复诊，加黄柏、芦根。

舌　菌

舌为心苗。肾阴不足，心火肝阳上升，发为舌菌。舌尖肉翻如豆。内热呛咳，头眩，心神不安，肺肾亦亏。当滋水制阳，兼清肺肾：

鲜生地　川贝　桔梗　玄参　蒲黄　连翘　沙参　麦冬　丹皮　茯神　川石斛　藕

舌　癌

心脾之火，夹痰上升，舌癌坚肿破碎，饮咽不能。症非轻浅，拟清火化痰：

麦冬　蛤粉　海藻　大贝　玄参　僵蚕　桔梗　橘红　生甘草　连翘　蒲黄　地栗　竹茹　丹皮　羚羊片

吹人中白、生薄黄、月石、黄柏、青黛、琥珀、橄榄灰、冰片配成之柳华散，已渐软。

舌疳

肾阴不足，心火肝阳上亢，发为舌疮，舌根破碎成窟，不时内热。舌为心苗，肾脉贯肝膈，循喉咙，侠舌本，肾阴不升，心火不降，未济之象也。恐酿成舌疳大患，法当滋水制阳为治：

生地　石斛　玄参　麦冬　女贞子　象贝母　甘草　桔梗　丹皮　玉露霜　甘蔗

心脾火郁，致发舌疳。舌根肿溃，连及咽喉。症非轻候，宜养阴清解：

细生地　丹皮　大贝　连翘　玄参　生蒲黄　蛤粉　麦冬　甘草　桔梗　黄柏　竹茹

舌糜于左。心火上盛，肾水不足，谨防舌疳之患：

西洋参　麦冬　甘草　青果　六味丸

舌根痈

舌根痈，硬痛，大便闭，通降法。

生军　牛蒡子　僵蚕　赤芍　连翘　橘红　风化硝　玄参　薄荷　竹叶

咽喉症

咽者胃脘水谷之道路，主纳而不出。喉者肺脘呼吸之门户，主出而不纳。喉主天气，咽主地气。自喉咙下通五脏，为手足之阴。自咽门下通六腑，为手足之阳，而肺之叶与络系焉，故谓之肺系。风寒暑湿燥火之邪，痰热气郁之变，皆得乘之而生喉风、喉闭等症。有用刺者，有用吐者，有疏泄者，有通利者。如会厌梗硬，咽中似有物塞，言语咽唾妨碍，饮食则如常者曰梅核间气，多得忧思郁结，或动怒肝火，痰气阻结咽喉，甚则肺胃之气不展，胸膈闷塞不畅，治宜顺气化痰解郁。切忌刀针。常见有将会厌割截，后又烙之，血出不止，翌日血尽而毙。夫会厌即舌根小舌，形如新月，无病则紧贴舌根，病则梗起，故咽中如炙脔，或如絮团，卡于咽喉，此气分之病也。咽气通于地，会厌管其上，以司开阖，掩其厌则食下，不掩其喉则错入矣，俗云气管之盖是也。生来之物而去之，焉得不毙。必须察形观色，审病因，防病变，因症施治。而针刺尤宜详辨，如红而肿痛者，风火痰之实症也，可刺。痛而不肿、色淡不红者，虚火虚痰也，不可刺。肿痛色白者，风与痰热交结也，不可刺，刺亦无血。肿而不痛者，湿与痰也，亦不可刺。悬雍（即蒂丁）不可刺。会厌不可刺。

喉　风

缘积热在中，风痰煽动，骤然上涌，才觉胸膈不利，旋即紧痛，咽塞项肿，汤饮难入，势极险暴。急用开关散，吹鼻取嚏。嚏则肺气宣，而壅可开也。兼用桐油，或土牛膝根（俗称臭花娘子）探吐稠痰，吹以秘药。汤药能入，即可议治。若至痰声粗急，额汗鼻掀肢冷，则为肺绝，药方已不及。大法起势速者为急喉风，属实。起势缓者为慢喉风，兼虚。虚实各殊，治法亦宜分别。

急 喉 风

风热痰涌，不能食，几经气闭，用土牛膝根捣汁一杯，加陈醋少许（约一调羹）。即用以漱喉，吐去，痰即涌出。俟痰出后，再用汁漱喉。吹以秘药，另服下药：

牛蒡子三钱　蝉衣一钱　桔梗一钱　连翘二钱　杏仁三钱　赤茯苓三钱　桑叶三钱　薄荷八分　丹皮钱半　大贝母三钱　天花粉三钱　茅根三钱

开关散：

川芎五钱，研　牙皂一两，焙　麝香一分

各研细末，吹鼻取嚏。

喉风秘方：

蜗牛八两　咸黄梅四十个，去核

同捣如泥，入研瓶内，松香封口，埋土中半年，即化为水。凡遇喉风喉闭，用此水半酒杯，噙于口内。仰头令水入喉，再吐出此水。喉即开而不闭，极效。

郁矾散：治喉风，能开闭豁痰。

明矾　郁金

各等分，每用五钱，泡汤噙，极其简便。

皂角散：治喉风喉外肿胀，能消肿开闭。

皂角一荚

瓦上焙脆，研末，好醋调敷喉外。

喉症秘药：喉症要药，预为修合，陈者愈佳。

黄连　黄芩　黄柏　栀子　黄芪　防风　荆芥　连翘　细辛　白芷　川芎　羌活　独活　山柰　槟榔　苦参　甘草　木通　半夏　川乌　苍术　麻黄　赤芍　升麻　大黄　桔梗　射干　葛根　皂刺　桑皮　牛蒡　麦冬　杏仁　生地　归尾　花粉　薄荷　玄参　厚朴　草乌　僵蚕　车前　银花　川牛膝　五加皮　山豆根　生南星　参三七　川槿皮　地骨皮各一分　车前草　骨牌草　金星草　五爪龙草　土牛膝草　紫背天葵草　地丁草各四分

用新缸一只，清水浸之，日晒夜露四十九日。如遇风雨阴晦之日，用盖盖之。晒露须补足日期。取出滤去渣，铜锅煎之，槐柳枝搅之。煎稠如糊，再加后药：

明雄黄五钱　青礞石童便煅七次　乳香去油　没药炙　熊胆焙　龙骨煅　血竭　石燕醋煅七次　海螵蛸纸包，焙　炉甘石童便煅七次　青黛各五分　枯矾　儿茶各一钱　轻粉　黄丹各三分，水飞　月石七分　桑枝炭三钱

上为细末，入煎膏内，和匀，做成小饼，如指头大。晒露七日夜，放地上，以瓦盆盖之。一日翻一次。七日取起，置透风处，阴干，收藏瓦罐内三个月，方可用之。用时为极细末，每饼二分，加后七味：

冰片　珍珠　珊瑚各四分，研水飞　麝香二分　犀牛黄二分　轻粉一厘　月石二分

为细末和匀，密收小瓶，封口弗令泄气。每以铜吹一个，取药少许，吹患上。咽喉诸症，无不神效。

慢　喉　风

杨梅结毒，喉烂项肿，治以内服再造丹，外吹秘药。

再造丹

麦冬　甘草　桔梗　黄芩　贝母　土茯苓　夏枯草　寒水石　连翘

喉　　蛾

生喉之两旁。一边曰单蛾，两边并起曰双蛾。红而肿突作痛，或起白腐斑点，不溃不脓。初起刺血即平。日久不消，可用烙法，间二三日烙一次，不到三次可除。否则结硬难消，且易举发。是症乃少阴肾亏，肺肝痰热互结。浮火易平，而结痰难化。故假火烙之热气以解之。初宜痰泄，久则养阴，而兼散结化疏自愈。

喉蛾初起，肿痛发赤：

荆芥钱半　生地二钱　薄荷一钱　桔梗二钱　牛蒡子八分　甘草四分　连翘八分　丹皮八分　灯芯二十寸

又方：

桑叶二钱半　菊花一钱　连翘钱半　薄荷八分　甘草八分　玄参一钱　赤芍一钱　丹皮一钱　茯苓三钱　泽泻三钱

喉蛾已久，肿痛发赤不退：

桑叶三钱　杏仁三钱　天花粉钱半　天冬三钱　麦冬三钱　大贝母三钱　薄荷叶八分　炙前胡钱半　马兜铃钱半　北沙参三钱

喉　闭

痛而不肿，亦是积热，或风寒壅遏，寒热相持，卒然闭塞。音声嘶哑，不能饮咽，或风阳鼓动，痰热风热交乘，咽喉壅闭。色白而脉沉细者为寒，色红而脉浮数者为热。并宜取嚏探痰，兼刺少商穴，或用郁矾丸，泡汤噙之，吹以秘药。其属寒者不可误投凉剂。当辛散（荆芥、薄荷、牛蒡、连翘）以开其闭，或先泡姜汤饮之。

喉　痈

乃胃中痰火上壅，生于咽关，或左或右，肿而作痛。初觉即宜针刺，血出渐消。不刺不过五七日，必然脓腐，头有白色，用刀点之，脓出自愈。

喉　痹

有虚有实，均属痰热。痛而咽门微肿，或淡或红，或起粟粒，或生白点，或有痰或无痰，咽门或紧或宽，饮食难咽，最易缠绵，不宜针刺。经云一阴一阳结，谓之喉痹。一阴者少阴君火也，一阳者少阳相火也。心脉挟咽，肾脉循喉，真水下亏。或忧思忿怒，君相之火上犯于咽，痰涎藉以上升，凝结成痹。亏甚则肿，热甚则痛。或起白腐斑点。治宜清心利咽：

防风　荆芥　薄荷　桔梗　黄芩　黄连各钱半　栀子　连翘　玄参　牛蒡子　生甘草各七分　金银花一钱　淡竹叶二钱　大黄七分　朴硝七分

色淡红而脉数细者属虚，又当滋水清金：

生地　天冬　麦冬　当归　花粉　杏仁　桑叶　枇杷叶　玄参　贝母　白蒺藜　黄芩

若夫嗜酒过度，痰热停留胸膈，郁久上凌，而红肿作痛，宜清膈利胃：

黄连　黄芩　全栝楼　白茯苓　淡竹叶　大黄　厚朴　山栀　连翘

兼噙漱探吐之法。又有虚寒下伏，隔阳于上，咽痛微肿，色淡不红，痰涎壅塞。舌白滑润，肢冷脉沉，或寸浮尺弱，为阴毒喉痹，非姜附二陈不能开：

陈皮　姜半夏　茯苓各二钱　甘草一钱　生姜七片　乌梅肉一个

同煎服。另用附子一枚，放口内，啮之碎，徐徐自然而咽下。此喉痹只须嚼附子咽下，不必吹敷他药。按寒痹若用凉药，入口即毙。

烂　喉　痧

温热流行，金受火灼，发而咳嗽咽痛，即起白腐烂斑。面红目赤，甚至咽痛发黑，即不可救。比户传染，北地为盛。是症咽门肿而色淡，满喉痰护，宜先用郁矾泡水噙之。后用秘药吹入。内服清肺利膈药：

黄芩　麦冬　山栀　知母　天花粉　玄参　贝母　金银花　淡竹叶

以上喉症，若无寒热头疼颈肿，最忌发汗。以积热在中，火动痰生，风痰上壅，天气闭塞也，宜降不宜升。古谓喉痹不刺血，喉风不倒痰，喉痈不放脓，喉蛾不针烙，皆非治法。出血即出汗之义。色白者宜辛凉，色红者宜清凉，淡红者当清养，见白腐烂斑者宜苦降，不宜再以辛散。至时行疫症，当兼解毒。属气者当顺气开痹。此治法之大略。喉症过五日为重，三日内可消。总之，表里寒热虚实，全在临症时，察脉辨色，庶不致误。

喉卡推法：一老人年近七旬，晨起吃黑枣一枚，肉已吃尽，核含口内。偶不警意，核卡于喉，吞吐不得。服骨梗诸方无效，已三日汤饮不入。喉内外俱肿，求救于余，寻思良久，而用推法顿下，当食粥一碗。法以铁丝尺四寸长，烧热，双环曲转如弓式，一头如钓鱼钩样，裹以黄蜡，围如桂圆核大，套于钩上，再以丝棉薄包一层于蜡上，插入喉中，往下推之，其核下喉矣。

缠喉风治验一则：缠喉风已延半月，咽门肿而色白，痰护于咽，颈项浮肿。平昔嗜酒，痰热蕴于阳明。又受外风交相迫结，脉沉细无数。用：

麻黄　前胡　橘红　半夏　皂角　栝楼仁　枳壳　竹茹　桔梗　甘草

外嗅开关散。另用牙皂角研末，醋调敷喉外，两剂而愈。

又咽痛治验一则：咽痛三日，喉痒作呛，痰多，饮食难进。诊其脉沉迟且细。咽喉色白，咽门两条红筋，体虚，寒克肺系，用温开之法：

前胡　半夏　橘红　枳壳　杏仁　苏子　牛蒡子　栝楼皮　桔梗　枇杷叶

一剂痛减半，色亦转红。原方两剂而愈。凡遇此等症，不可因其痛，疑其为火，而投凉剂者必毙。咽痛属火者多，此症系属寒者，百中难得一二。

锁喉毒

锁喉毒，外肿内闭，痰鸣气促，险症也：

羚羊片　栝楼仁　牛蒡子　橘红　玄参　射干片　桑皮　僵蚕　连翘　竹油

锁喉毒，外肿已退，痰鸣亦减，仍从前方加减。

照前方去连翘，加桔梗、丹皮。

锁喉毒，渐能哺乳，哭声不出，喉外尚肿：

牛蒡子　杏仁　栝楼仁　桑皮　贝母　橘红　苏子　僵蚕　竹油

眼胞痰瘤

眼胞属脾。脾气呆钝，湿痰浊气上升，滞于膜里。眼胞痰瘤数年，日渐肿大，下垂，将来定须外溃，宜和荣化痰泄浊：

川芎　当归　南星　桃仁　清半夏　僵蚕　茯苓　陈皮　海藻　大贝　玄参　姜

痰瘤渐松，前方加白芥子、毛慈姑、荸芥。

脑疽

头为六阳之首，六阳者，手足之三阳也。风为六淫之长，阳经蕴热，风邪从巅而入。入则荣卫不利，血脉凝泣，始生疙瘩，或正或偏，或红根白头，三两日间即作焮痛，甚作寒热，只宜清散：

连翘　桔梗　黄芩　黄连　山栀　薄荷　赤芍　丹皮　银花

已成，清热解毒：

黄连　山栀　连翘　当归　白芍　生地　银花

溃则养阴清托：

南沙参　麦冬　白芍　贝母　丹皮　玄参　生甘草　银花　连翘　当归　天花粉

始终禁用人参、黄芪。参芪甘温补气。气为阳，阳经伏热，必损其阴，阴伤则热愈炽。又耳后（对口）为少阳一经，少阳乃胆与三焦，二经常多气少血，参芪咸在所禁。以上脑疽耳后对口等症，皆外感风热湿热之症，乃伪症也，非真症也。若初生疙瘩，麻痒木而不痛，颈项作强，此得于膏粱厚味，或嗜色欲，脏腑邪热蕴结，七日后始作焮痛，痛亦不甚。肥人必兼湿痰。始宜疏通腠理，以冀汗解。

防风　川芎　赤芍　荆芥穗　全当归　白芷　僵蚕　陈皮　甘草　独活　桂枝　薄荷

如疮势将成，内坚外肿，形色紫黯，不可敷凉药。治当温托：

白芷　肉桂　川芎　天花粉　当归　白术　白芍

溃当大补：

人参　熟地　黄芪　白术　当归　白芍　川芎　白茯苓　肉桂

以上脑疽耳后对口等症，乃内因之真症也。以真伪之别者，一外感一内因而已。若外感而作内因，内因而视为外感，误人非浅。又有暑湿热之症，与内因相似。疮平漫肿，肿而不坚，不甚作痛，内兼胸闷舌白、口渴作恶，只宜清其暑湿：

黄柏　苍术　生白术　茯苓　泽泻　黄连　甘草　淡竹叶　木瓜　木通　橘皮

参、芪亦当慎用。凡此全凭眼力手法，以脉合参，庶无差误。

脑疽（正对口）两旬余，疮平肉紫，热如火燎，日夜疼痛不止，连及头巅两耳，是乃阳症。误服参、芪、肉桂，致风热之症，引动肝火，非败症也。随用猪眼瞠肉加冰片同捣贴之，立时痛止。用疏风清热：

防风　荆芥穗　白芷　菊花　川芎　赤芍　僵蚕　甘草　当归

加黄连，一剂痛减其半，肿热亦退。又一剂脓渐来。后用养血化毒：

当归　白芍　川芎　生地　甘草　穿山甲　木通　僵蚕　白薇　银花　调理而愈。

脑疽（正对口）五日，似有白头，硬如白果大，木不知痛，此阴症也。其体素丰，喜食炙煿。脉沉小不见数象。用蟾酥饼贴之。

蟾酥酒化　没药去油　乳香去油　明雄黄　巴豆霜各二钱　潮脑　朱砂各一钱　轻粉五分　麝香三分

各为细末，用蟾酥酒和丸，如绿豆大，或为饼，贴疮上，以膏盖之。

服疏通腠理之剂：

防风　川芎　赤芍　荆芥穗　全当归　白芷　僵蚕　陈皮　甘草　独活　桂枝　薄荷

两帖，硬如钱大，尚不知痛，用阳和汤两帖，略知痛痒，已大如酒杯。随点刀，初下一分，继之二分，犹不知痛，直下至四分，方才知痛。插入蟾酥条（即蟾酥饼配法，不过搓饼为条）。次日肿高，稍见微脓，仍插二日，脓渐来，肿痛日甚，用托里消毒，加肉桂，服二三剂：

银花　当归　生黄芪　天花粉　连翘　黄芩　白芍　牡蛎　生甘草　枳壳　香白芷

腐肉如酒杯口大，肿亦渐收，始终温补：

人参　白术　川芎　当归　白芍　熟地　肉桂　木香

两月而愈。

脑疽（正对口）十日，疮平顶起蜂窠如钱大，四围平板，如茶碗口大，微红微热，不甚知痛，胸痞，舌苔白腻。此乃暑湿热交蒸于上，非阴疽也。始用疏散两剂：

荆芥　赤芍　当归　防风　川芎　菊花　山栀　薄荷　柴胡　连翘　银花　生甘草

肿仍不收，四围大寸许，用蟾酥条插入蜂窠内，以红膏贴之，四围以铁箍散：

芙蓉叶　黄柏　大黄　五倍子　白及

等分研末，清水调敷。

内服：荆芥、防风、厚朴、滑石、藿香、枳壳、赤芍、当归、陈皮、薄荷。两剂，根脚收定，胸次渐舒，原方去荆防。又二剂，渐腐渐脓，换服养阴解暑化湿：

生地　麦冬　白芍　天花粉　藿香　厚朴　薄荷　黄柏　知母　苡米　泽泻

又二剂，疮势渐退，仍不甚痛。稍用党参则胸闷，直至腐脱生新，均以养阴养胃之品，沙参、怀山药、当归、白芍等，两月收功。

对　口

对口，由七情发者宜补，六淫发者宜散宜发。素有湿，与热相搏，致发偏脑疽。溃久脓多，而硬不消，当以清化：

南沙参　丹皮　苡米　连翘　大贝　甘草　银花　赤芍　藕　功劳叶

对口，脓已渐清，肿亦渐消，似可收敛，仍以前法加减。

前方加当归，去功劳叶。

风湿热，交熏于上，偏对鬓疽，肿硬有头。惟对口疮根散漫，均非小恙。腑气不爽，宜内疏黄连汤加减：

薄荷　黄连　赤芍　当归　连翘　陈皮　银花　生甘草　桔梗　大贝　黑栀　淡竹叶

瘰疬

肝气夹痰凝滞，颈左右瘰疬丛生，中脘不畅，当养阴清肝化痰：

川芎　当归　香附　夏枯草　陈皮　海藻　茯苓　广郁金　僵蚕　大贝　佩兰　橘叶

肝火瘰疬颈项，发热脉数，遍体经络掣痛，宜逍遥散加减主之：

当归　薄荷　南沙参　连翘　粉甘草　赤芍　僵蚕　丹皮　柴胡　大贝　夏枯草

失荣

肝郁不舒，气火夹痰凝结，颈左失荣坚肿，筋脉攀痛，宜清肝解郁：

川芎　当归　白芍　生地　夜交藤　僵蚕　蛤粉　大贝　钩藤　夏枯草　丹皮　金橘叶

失荣坚肿，痛攀肩背，原方加黑山栀三钱，去夜交藤、钩藤。

操劳思虑，郁损心脾，木失畅荣，气化为火，阳明浊痰，藉以上升，致颈左坚肿，成为失荣，焮热刺痛，痰火交并络中。投剂以来，肿势略减。惟动则气升，饮咽作阻，卧则渐平。肺为气之主，肾为气之根，水不养肝，蛰藏失职，肝逆直奔肺胃，职是之故。宜滋水柔肝，纳气归肾。但舌苔白滑，而两边尖渐绛，阴分固伤，上焦痰气积郁，似宜先清其上，兼平肝木，俾郁解痰消，饮食畅进，嗣后再商补肾。

炒生地　象贝母　清半夏　青陈皮

肝郁夹痰，颈右失荣坚肿，经今五月，胸背颈项攀痛。肝脾两伤，气血并损。姑似益气养荣：

当归身　党参　冬术　白芍　川芎　清半夏　陈皮　炙甘草　炒生地　佩兰　红枣　煨姜

马刀疬

劳倦致伤，加忧思郁结，颈左右发为马刀，坚肿如石，痛掣头脑，脉细软。气血两亏，生气日残，极难调治。姑拟养营扶土，以化坚结：

川芎　当归　白芍　熟地　白术　党参　炙甘草　茯苓　陈皮　大贝　香附　肉桂　煨姜　红枣

复诊：原方加牡蛎。

血虚，肝火夹痰，凝结颈右，发为马刀结核，坚肿硬如石，发热脉细，症势极重。宜和荣化痰，缓缓取效：

当归　怀山药　党参　香附　北沙参　大贝　石斛　茯苓　佩兰　制半夏　广皮　红枣

脉弦右滑，左关且劲。荣阴不足，厥阴气火内动，夹痰上升，凝结少阳之分。颈右发为马刀结核，坚肿。治调不易，拟养荣清肝化坚：

川芎　当归　白芍　生地　制半夏　僵蚕　广皮　香附　大贝　北沙参　左牡蛎　橘叶

复诊，加山慈姑。

木郁较舒，马刀结硬稍松软，宗前法治：

川芎　当归　白芍　生地　人参须　陈皮　香附　大贝　牡蛎　山慈姑　半夏　远志　橘叶

郁怒伤肝，思虑伤脾，痰气郁结，颈右马刀疬坚肿，头半掣痛，症势非轻。宜养荣清肝化痰。更宜屏去尘情，勿怒勿劳为要：

当归　香附　茯苓　川芎　白蒺藜　白芍　半夏　大贝　牡蛎　杭菊　僵蚕　陈皮

马刀疬，为疡科要候。连投解郁清肝，头痛已平，目能启视，似有转机。但午后微恶寒热，痰疬坚肿如故，木郁不达，宜逍遥散合化坚汤主之：

当归　白芍　半夏　香附　白蒺藜　柴胡　陈皮　大贝　牡蛎　橘叶

肝气夹痰，凝结左腋，挟瘿马刀，胀及乳房，焮热作痛，防其破溃，溃则难愈。宜清肝化痰：

栝楼　大贝　清半夏　泽兰　赤芍　僵蚕　夏枯草　当归　香附　连翘

复诊，加海藻、青皮、橘叶。

少阳相火，夹痰上升，颈右马刀肿硬，误施针砭，焮肿益甚，掣痛不休，血出头晕，症属不治，勉立一方：

鲜生地　玄参　黑栀　大贝　赤芍　羚羊角　麦冬　丹皮　连翘　知母　侧柏叶　黄芩

颈　　核

颈核在方书中，名目繁多，有十数以上，瘰疬其一也。而外内诸方，效者甚少。甚至出核用冰片、田螺、白砒、明矾，追蚀用斑蝥、巴豆，内服用全蝎、蜂房，尤近卤莽灭裂。尝见有用白砒等法，核出而根不化，且有头项俱肿，发热不食而败者，其猛烈盖可知矣。近行《外科全生集》，谓子龙丸常服可消。夫大戟、甘遂，乃行水劫痰之峻品，即炮制得宜，亦大损气，故有呕吐、泄泻，甚至不保其生，则此法不可行也。考此症属虚多，肝火盛者则痛，气与痰凝者则不痛，推之可移者易治，附结经脉不动者难治。若生项侧核坚而大者是为石疽，恶寒与失荣相等，项侧乃少阳部分，多气多火少血之经。缘忧思恚怒而怒，《全生集》用阳和汤亦不可轻投。禁忌针刺。针必散大，不可救药。今时治疬，率用海藻、夏枯、昆布等味，较之全蝎等固已妥贴平和。然苦于旷日无效。博考前方，惟逍遥散合二陈，标本兼施，最为可恃。

如肝火盛加丹皮、山栀。肝脾郁结加香附、川芎。肾水亏损加生地。肺气虚弱加北沙参、麦冬。咳嗽去柴胡，加栝楼皮、贝母。脾虚加党参。如风痰凝结，又当疏散：

赤芍　防风　羌活　白芷　荆芥　薄荷　黄芩　当归　甘草　白蒺藜

已溃者益气养荣汤：

人参　茯苓　陈皮　贝母炒　香附酒洗　当归　川芎　盐水　炒黄芪酒拌　熟地　炒白芍各一钱　炙甘草　桔梗各五分　炒白术二钱　生姜三片

各随其症加减，庶有效验。若专治外患，不审本原。气血既衰，变即蜂起，可不惧乎！若夫男子太阳见青筋，潮热咳嗽；女子眼内起红丝，经闭骨蒸。败象已见，终不可治。

外搽如意磨刀散：

昆布酒炒　海藻酒炒　三棱酒炒　莪术酒炒　烟刀泥晒干。各五钱

研末，用醋调敷。

乳　癌

乳头属肝，乳房属胃，胃与脾相连。乳癌一症，乃思虑抑郁，肝脾两伤，积想在心，所愿不得，志意不遂，经络枯涩，痰气郁结而成。两乳房结核有年，则攀痛牵连。肝阴亦损，气化为火，阳明郁痰不解，虑其长大，成为癌症。速宜撇去尘情，开怀解郁，以冀消化乃吉。拟方候裁：

西洋参　童便制香附　青皮蜜炙　川贝母　全栝楼　赤白芍　毛菇　陈皮　夏枯草　清半夏　当归　佩兰叶　红枣头

乳癌破溃，乳房坚肿掣痛，定有翻花出血之虞。难治之症，姑拟养阴清肝：

中生地　当归　白芍　黑栀　生甘草　羚羊片　丹

皮　栝楼　大贝母　连翘　蒲公英

乳癌一年，肿突红紫，甫溃两日，筋脉掣痛。难治之症，勉拟养阴清肝：

北沙参　麦冬　大贝　丹皮　当归　羚羊片　黑栀　连翘　甘草　泽兰　夏枯草　藕

肝郁乳核，气化为火。抽引掣痛，恐酿成乳癌大症。宜清肝汤主之：

当归　栝楼　丹皮　夏枯草　连翘　大贝　黑山栀　泽兰　北沙参　白芍　金橘叶

血不养肝，肝气郁结，右乳胀硬，乳头掣痛，势成癌症，急为清肝解郁，冀消化为要：

全栝楼　青皮　甘草　白术　薄荷　当归　柴胡　白芍　黑栀　丹皮　蒲公英　橘叶

暴怒伤阴。厥阴气火偏旺，与阳明之痰热，交并于络，以致乳房坚肿，颈项连结数核，或时掣痛，已成癌症。脉数右洪，气火不降，谨防破溃，急为养阴清肝：

羚羊片　天门冬　全栝楼　大贝　丹皮　黑栀　鲜石斛　连翘　泽兰　赤芍　黑玄参　蒲公英

气虚生痰，阴虚生热。气火夹痰，交并络中。乳癌甚肿，痛如虫咬。此阳化内风，动扰不宁。每遇阴晦之日，胸闷不畅。阴亏液燥，宜养阴清气化痰，缓缓图之：

天冬　羚羊　夜合花　橘叶　郁金　海蜇　栝楼仁　茯苓　川贝母　泽兰　连翘　荸荠

乳核掣痛已减。肝火未清，脉尚弦数，仍以前法：

全栝楼　白芍　当归　丹皮　夏枯草　连翘　北沙

参　大贝　黑栀　泽兰　合欢花　橘叶

肝气夹痰，左乳房结核三月余。幸未作痛，可冀消散。宜清肝散结：

当归　柴胡　连翘　赤芍　香附　僵蚕　青皮　大贝　夏枯草　栝楼　蒲公英　橘叶

乳　核

乳癌、乳核，男妇皆有之，惟妇人更多，治亦较难。乳头为肝肾经二经之冲，乳房为阳明气血会集之所。论症核轻而癌重。论形核小而癌大。核如颈项之瘰疬，或圆或扁，推之可移。癌如山岩之高低，或凹或凸，似若筋挛，皆肝脾郁结所致。痰气凝滞则成核，气火抑郁则成癌。核则硬处作痛，癌则硬处不痛，四围筋脉牵掣作疼。治核宜解郁化痰：

山栀盐水炒　香附姜汁炒　川芎　桃仁　生地　白术　当归　桔梗　天冬　麦冬　天花粉　远志　半夏　贝母　木通

治癌宜解郁清肝：

香附姜汁炒　桃仁　川芎　当归　薄荷　山栀　青皮　白芍　丹皮　牛膝　羚羊角　木瓜　柴胡　龙胆草酒炒　白术　木通　贝母　黄芩　泽泻　天花粉　昆布　海藻

再察脉之虚实，体之强弱，虚者略兼平补：

沙参　远志　麦冬　柏子仁　山药

以扶其正。陈正宗欲用艾灸针刺，此治乳痈之法，非乳癌、乳核之治法也。乳癌、乳核断不可刺，刺则必败且速。《全生集》欲用阳和丸，此治虚寒之病，非郁火凝结之病也。郁火方盛，断不可以阴疽例视。最妙乳癌初觉即用消散：

僵蚕　白芍　薄公英　全栝楼　连翘　夏枯草　川贝母　玄参　山栀　香附　当归　羚羊尖　毛慈姑　青皮　橘叶　泽兰　柴胡　蜀羊泉即漆姑草

消散不应，必须宽怀怡养，随症调治，犹可暂延。若抽掣作痛，即属郁火内动，急进清肝解郁。外用清化膏敷贴。

清化膏：

生地半斤　菜油一斤　黄蜡一两

先以生地在菜油中熬枯，去渣，入黄蜡融化收膏。然医药虽尝，终无济于情志之感触也。

再论乳癌乃七情致伤之症，以忧思郁怒，气积肝胃而成。气滞于经，则脉络不通，血亦随之凝泣。郁久化火，肿坚掣痛，非痈疽可用攻补诸法。奈医以乳痈为实，乳癌为虚，泥用参、术以滞其气，气盛而火愈炽，焉得不溃。历年见是症破溃者，非补剂，即阳和汤败坏者居多数，故复申言为后学者戒。

乳　脱

男子脱囊之症，先贤论治已详，虽一囊尽脱不致伤身。女子乳脱一症，方书未之载也。余临症六十余年，仅见一二。有一乳尽脱者，有腐去大半者。乃肝胃郁火，热逼营分，血凝毒聚。初起寒热肿痛，色红而紫，三五日后，皮肤日紫而黑，血水渗流，四围裂缝，烦热口干作恶，毒将内陷，不可救药。宜大剂清热解毒：羚羊、犀角、牛黄、石膏、熊胆、黄连、银花、天花粉、人中黄等。如烦热定，肿势退，犹可挽回。急进大剂养阴：

石斛　麦冬　生地　沙参

兼扶元气：

人参　白术

亦有可愈者。如腐脱后，肉不红活，白而板者，决不收功。妇人之乳，是性命之根。女以肝为先天。溃腐之后，根本不立，气极肝伤而败矣。

漫心痈

悲哀伤中，气凝血结。脐上脘下，结硬作痛，已成漫心痈。寒热泻黄，脉弦，夹有暑邪，殊非小恙。姑拟宣畅气血，散结化痰之治：

柴胡　葛根　薄荷　郁金　赤芍　川贝　枳壳　白芍　青皮　通草　制半夏　荷叶　佛手

鸡　胸

鸡胸、龟背，古方书列于一门，未能条分缕析，治法甚略。予按鸡胸发于肺，龟背则肝、脾、肾、胃皆有之。肺位最高，处于胸中，为五脏华盖。吮热乳感受外风，酿成痰滞于胸膈，积而生热。肺气上浮，胸骨高起，是为鸡胸。咳嗽或无，气粗必见。日久羸瘦，发热毛焦，唇红面赤，即成气疳之候。气疳者，即肺俞疳也。宜清降肺气。气降痰消，胸骨自平。又有鸡胸、龟背并发者，肺有痰热，客风从风门而入于肺俞，其背驼于脊之第三椎，乃肺气壅遏，胸背之骨，撑凸而起。有单脊凸而胸不高者，其喉短气头低，兼咳嗽，腰背板强，久则两足软弱，甚至不能站立。肺为肾母，肾为肺子，清肃不降，肾水不生，肺虚不能荣运脏腑，灌溉经络，上源竭而下源惫。经云，所谓肺热叶焦，为痿躄是也。虽然，下枯还当治上，肺气清肃，金来生水，子受其荫矣。古方之龟胸丸，用硝黄，未免伤其正气。龟背之用六味鹿茸，奈地萸之滞腻，鹿茸之助阳，非不中病，必致增剧。且肺为清虚之脏，病在上者，只可轻清。余经验数方录后，以为后学者参考，非可云法，聊补前人之未备耳。

枇杷叶膏（自制）：治鸡胸及龟背、肺俞脊突，发热咳嗽，气粗喘促，呼吸有痰音者。其叶气味俱薄，肺胃二经之药，清肺降气，开胃消痰。鲜枇杷叶五斤，拭去毛，煎浓汁，去渣，滤清，熬至稠厚，加冰糖十两，溶化收膏。

清肺饮（自制）：治鸡胸，内有痰热，兼受外风者。

杏仁二钱　苏梗一钱　栝楼皮三钱　川贝母一钱　橘红一钱　桑叶一钱　枳壳八分　枇杷叶三钱，去毛　牛蒡子二钱　桔梗一钱

加味泻白散（自制）：治鸡胸，气粗身热。

桑白皮二钱　苏梗一钱　川贝母一钱　橘红一钱　甘草三分　栝楼皮三钱　杏仁二钱　地骨皮钱半　茯苓二钱　雪梨三片

加味白薇汤（自制）：治肺胃痰热，壅于膈上，身热咳嗽，气粗痰鸣，口干作渴。

白薇二钱　栝楼仁三钱　橘红一钱　杏仁二钱　象贝二钱　丹皮钱半　桑白皮二钱　青蒿一钱　竹茹一钱　浮石三钱　雪梨三片

麦冬汤（自制）：治肺虚有热，胃有湿痰。

南沙参三钱　麦冬二钱　橘红一钱　栝楼皮三钱　蛤粉二钱　清半夏一钱　川贝一钱　茯苓二钱　苡米三钱　竹茹六分　枇杷叶三钱，去毛

补肺清金饮（自制）：治鸡胸、龟背，脉虚数，身热食少者。

怀山药三钱　北沙参三钱　麦冬二钱　甜杏仁二钱　栝楼皮三钱　茯苓二钱　橘红一钱　川石斛三钱　毛燕二钱　莲子十粒，去心　大贝二钱

金水平调散（自制）：治鸡胸、龟背，内无痰热，短气脚弱不能站立。

麦冬二钱　茯苓二钱　女贞子三钱　料豆三钱　玉竹三钱　当归钱半　毛燕三钱　怀牛膝钱半　旱莲草钱半　北沙参三钱　怀山药二钱　寄生三钱　红枣三个

龟　背

龟背，乃先天肾亏，冷风入脊；或痰饮攻注；或闪挫

折伤；或肾肝虚热；婴儿脊骨柔脆，强坐太早，皆能致之。背之中行，属于督脉。旁开则足太阳膀胱，与肾为表里。腰为肾之外廓，肾脏亏虚，膀胱之腑，焉能自定。督脉为阳脉之海，其为病也，脊强而腰厥。膀胱为寒水之经，其病也，脊痛腰似折，髀不可以曲。督脉与膀胱之经，皆取道于脊，一着风寒湿邪，则经气不行，腰脊板强，渐至脊突，成为龟背。突于脊之第三椎者，肺脏受病，已详于前。它于第五椎以下者，厥阴肝经受病。十椎十一椎者，属太阴脾经。受病十二椎以下者，足少阴肾经。受病其在肝者，脊背强痛，牵引胁肋，肝脉布于两胁也，疏肝流气饮。若兼咳嗽气粗，必兼治肺。在脾经者，始在则悠悠腹痛，始所不觉，三日五日一作，三五月后，腰背渐强，脊渐凸，行则伛偻，温脾饮主之。亦有腹不痛者，和脾通络。散在肾者，腰脊强痛，痛引股腿，日久精血衰夺，筋骨不荣，两足瘫软，独活汤、安肾丸主之。若痰饮攻注，留于经隧，而脊凸者，久之必发流痰，脊两旁作肿，或串腰腿漫肿不痛。脉象双弦，或兼缓滑，二陈竹茹汤。虚羸食少发热者，六君子汤合何首乌鳖甲煎。若肝肾虚热，阴精被耗，骨枯髓减，宜以地黄汤合二至丸。闪挫折伤，必瘀血凝滞经络，当活血通经络。但此症治之贵早，用药得宜，犹可保全。若成疾外溃，十无一愈。今之治者，见脊突腰背作强，总属虚寒，不分何脏，不究所因，一概温补。邪留不去，痰湿不行，变成残废，枉致夭亡者多多矣。惟嗜欲伤肾之人，精衰血惫，腰痛脊突者，非温补三阴不可。然宜辨阴中水亏火亏。盖肾为水脏在卦为坎，而真阳寓焉。水亏者，补元煎、左归丸之类。火亏者，归肾丸、赞化血余丹之类。填精养血，俾精来生气，气来生阴，精血充旺，庶无痿废之虞。

疏肝流气饮：治风冷，着于肝俞，五六椎两旁作痛，牵引胁肋。

当归二钱　丹参二钱　白蒺藜三钱　乌药八分　茯苓二钱　秦艽钱半　川断肉一钱　红花五分　橘络八分　老姜一片　白芍钱半　桂枝四分

清肺和肝饮：治肝俞脊突、胁肋痛兼咳嗽者。

杏仁二钱　橘络八分　云茯苓二钱　枳壳八分　佛手钱半　栝楼皮二钱　丹参钱半　蒺藜三钱　当归钱半　秦艽钱半　川楝子钱半，切

温脾饮：治寒客太阴，或痰滞于脾，肚腹悠悠作痛，腰酸伛偻。

当归钱半　焦白术一钱　茯苓二钱　乌药八分　小茴香八分　延胡钱半　姜半夏一钱　白芍钱半　炙草四分　川厚朴八分　川续断钱半　煨生姜二片

和脾通经汤：治脾俞脊突，两旁作痛，行则伛偻，腰脊板强。

当归　木香　丹参　秦艽　焦白术　独活　川续断　红花　怀牛膝　桑枝　姜

独活汤：治寒客肾与膀胱之经，腰脊突痛引股腿。

独活一钱　秦艽钱半　炙没药八分　怀牛膝钱半　五加皮钱半　当归钱半　丹参钱半　巴戟肉钱半　川续断钱半　狗脊三钱　广木香四分　红枣三个　桑枝三钱

安肾丸：治肾虚脊突、足痿疼痛。

鹿角霜三钱　焦白术钱半　肉桂三分　当归二钱　川续断钱半　独活八分　怀牛膝钱半　杜仲二钱　大生地三钱　菟丝子三钱　巴戟肉钱半　红枣三个　桑枝三钱

导痰汤：治湿痰攻注背俞、脊突作痛、脉小滑者。

制半夏钱半　陈皮一钱　木香四分　当归二钱　独活一钱　五加皮钱半　生白术钱半　怀牛膝钱半　川芎八分　竹茹八分　生姜一片

首乌鳖甲煎：治龟背虚羸、食少发热者。

生首乌三钱　焦冬术钱半　茯苓二钱　炙鳖甲四钱　生姜二片　甘草四分　洋党参钱半　姜半夏钱半　陈皮一钱　红枣三枚　木香四分　黑料豆三钱

活血通经汤：治闪挫折伤、腰痛脊突者。

当归二钱　延胡钱半　生地二钱　威灵仙一钱　丝瓜络钱半　木香四分　独活一钱　桃仁钱半　炙没药一钱　红花五分　怀牛膝钱半　桑枝三钱

地黄二至汤：治肝肾阴虚生热、背突足弱、小溲不利者。

大生地三钱　女贞子三钱　泽泻钱半　怀山药二钱　当归钱半　怀牛膝钱半　旱莲草钱半　丹皮一钱　川断钱半　桑枝三钱　茯苓二钱

加减左归饮：治真阴不足，不能滋养荣卫，腿腰酸痛。

大熟地四钱　龟版胶钱半　山萸肉钱半　云茯苓二钱　菟丝子三钱　鹿角胶钱半　怀山药二钱

加减右归饮：治三阳不足，腰腿冷痛，脊突足弱。

熟地黄四钱　杞子二钱　肉桂三分　杜仲三钱　当归二

钱　菟丝子三钱　萸肉五钱　怀牛膝钱半

赞化血余丹：此丹大补气血，壮筋养骨，有培元赞育之功。

血余三钱　熟地黄四钱　鹿角胶五钱　桃肉二枚　小茴香八分　杜仲三钱　杞子二钱　老台人参三钱　云茯苓二钱　巴戟肉二钱　苁蓉三钱　菟丝子二钱　生首乌三钱　当归二钱

发　背

气虚挟痰，疽发于背，盆大脓少，脉象细软：

黄芪　甘草　白术　茯苓　银花　大贝　桔梗　陈皮　当归　熟地　白芍　川芎　肉桂　地丁　连翘

外用发背夹纸膏化去腐肉。

发背夹纸膏：

乳香四两　血竭四两　没药四两　儿茶四两　铅粉四两　东丹四两　铜绿四两　银朱四两

研细末，用菜油摊平油纸上，以细针刺小孔无数，将油纸隔肉贴之。次日，一切腐肉尽落纸上。

发背肉色紫黯作黑，坚硬而痛，用发背止痛丹。

发背止痛丹：

桑螵蛸二两　益母草二两

焙干为末，加麝香二钱，掺上，立时止痛。去腐血甚效。不论已溃未溃，均可应用。如不痛，则不用之。

背疽旬余，脓出而肿不消，脉数而大，舌绛口干，苔黄便结。日进参、芪、熟地、于术等品，助其火毒，势将内攻。病家医家，悉不研究脉理，但知托补，不辨疮之形势，与火毒之甚，良可慨夫。后余不忍其为庸医所误，嘱其改服黄连、生地。俟其火毒退后，再进养阴清托：

石斛　天花粉　麦冬　白芍　贝母　丹皮　连翘　沙参　玄参　甘草　银花　当归

一月而瘥。

肾　俞　发

黄芪　当归　首乌　苡仁　花粉　丹皮　绿豆

肾俞发,漫肿不能转侧,呼吸作痛，理气化痰：

乌药　五灵脂　半夏　延胡　赤芍　当归　桂枝　独活　秦艽　桑枝　好黄酒

少　腹　痛

少腹痈症,有气血凝滞者,有湿热流注小肠者，有寒湿郁结而成者。恙起去夏，少腹梗硬，攻冲作痛。少腹乃广肠部位，肝脉游行之所。肝气拂郁，寒邪乘之。肠胃之气火失利，血随气阻，日久正虚，邪凝愈甚。自冬及春，愈形高肿，色红而软，内脓已成，定须外溃。然肠膜受伤，恐粪秽并赤。且饮食少进，溲出便闭，内热舌干，脉数，阴伤热郁。倘大脓后，胃气不苏，元气不续，深为可虑。若论疡科治法，当补托化毒之剂，然虚不受补，补则碍脾，治当舍外而从内，议调胃育阴。阴充便自通，胃和而食自进矣：

生首乌　怀山药　柏子仁　茯苓　谷芽　北沙参　广皮　当归　玉竹　毛燕

肠痈外溃，已得微脓，且秽从孔出，浊气外泄，大非所宜。脉象难和，食难渐进。惟虑正气与浊气并出，有上下交脱之虑。急当原方加白芍、参须、熟地。

腑气已通，原方加党参、石斛，去柏子仁、生首乌。

肠痈溃后，脓少气多，肿平一半，脉静身凉，一夜神安熟寐，是属佳兆。黎明之际，外患复增肿痛。卯时气虚，滞于大肠。邪正交攻，肠膜损伤，恐难完固，当阴阳并补，兼以护膜，保无更变乃佳：

潞党参　怀山药　炙甘草　象牙屑　茯苓　广皮　当归　玉竹　大熟地　白芍　参须　黄丝绢

肠痈一月，少腹内硬，拘挛作痛，小溲浑浊如脓，宜化瘀利湿：

萆薢　茯苓　怀膝　赤芍　泽泻　车前　黄柏　延胡　归尾　杏仁　栝楼仁　藕节

气血凝滞，少腹硬痛，小溲不爽，寒热，势成肠痈。急为流气化瘀：

归尾　桃仁　延胡索　青皮　山楂肉　枳壳　乌药　五灵脂

肠痈一年，内膜已伤。形衰脉弱，难治之证。

十全大补丸，又服琥珀蜡矾丸。

肠痈外溃，秽从孔出。肠膜穿破，极难收口。宜十全大补加味主之：

十全大补丸加木香、萸肉、黄丝绢。

肠痈内硬较松，脓亦较清，尚宜前法加减：

当归　鹿角胶　怀牛膝　泽泻　萆薢　甘草　蒲公英　肉桂　苡仁　赤苓

缩脚痈

缩脚痈两旬，右胯掣痛，兼恶寒热，急为疏解：

独活　防风　桂枝　川牛膝　左秦艽　全蝎　五灵脂　赤芍　当归　半夏　陈酒

缩脚痈三月，右胯掣痛，筋掣，大肉渐瘦。阴分已亏，络中寒湿不解，势成残废。当养荣温经通络：

生地　当归　独活　怀牛膝　炮姜　木瓜　天麻　附子　鹿角屑　桑枝　陈酒

湿瘀滞于肠胃，致成缩脚肠痈。右胯拘掣作痛，少腹肿硬，势将成脓，宜利湿化瘀：

归尾　赤芍　怀牛膝　茯苓　延胡　桃仁　青皮　生首乌　丹皮　半夏　金银花　藕节

缩脚痈，腿痛筋吊，急为和荣通络：

归尾　川牛膝　桃仁　秦艽　威灵仙　桂枝　丝瓜络　赤芍　红花　独活　桑枝　陈酒

肛漏

肛漏一年，阴气耗泄于下。阳伤于上，冬春咳嗽恶寒。肝气拂郁，肚腹作痛。入夏以来，呛咳益加，咽痛妨食，痰多作恶，腹痛频频，大便时溏。脉来尺寸弱而急。肺肾并亏，肝木侮土，势入损门，殊属重候。拟养荣柔肝，兼补肺滋肾：

东洋参　白芍　当归　炙甘草　冬虫夏草　怀山药　莲子　沙苑子　甜杏仁　大生地蛤粉炒　橘红　大麦冬

肛有漏卮，阴气先亏于下。子病及母，致生喘咳。宜金水并调：

北沙参　女贞子　全当归　马料豆　沙苑子　怀山药　怀牛膝　大麦冬　茯苓　杏仁　莲子

肾　癌

肾癌，乃疡科恶候，鲜有收功。经治以来，翻花肿硬，虽见松轻，究未可恃也。仍宗前法进步：

红枣　藕　怀山药　当归　黄柏　泽泻　茯苓　知母　麦冬

肾癌，肿势较平，慎防出血。拟方多服，保守而已。

怀山药　当归　川连　生地　黄柏　赤白芍　泽泻　龟版　茯苓　知母　乌贼骨　丹皮

玉茎者，即宗筋也，乃肾脏之主，又十二经络之总会。马口，专属手少阴心经，肾脏阴虚，火郁心肝，二脏之火，复会于此。始时茎头马口痒碎，渐生坚肉，业已年余。今夏破溃翻花出血数次。火郁日久，必致外越，血得热而妄行。经云：实火可泻，虚火可补，且龙雷之火，不宜直折。脉细数，阴分大伤，急当峻补真阴，兼介类潜阳之法。俾龙雷之火，得以归窟，而外患方保无虞。

西洋参　麦冬　丹皮　天冬　小生地　龟版　粉草　泽泻　白芍　藕

脱　囊

脱囊黑腐，温邪内逼，哕恶泄泻，脉细舌白。高年重症，慎防呃脱。先为和中止泄：

川朴　葛根　枳壳　车前子　左金丸　茯苓　藿梗　广皮　半夏　大腹皮　炙甘草　荷叶　灶心土

肢　节　痛

肢节痛，《素问》谓之痹，《金匮》名历节。因风寒湿三气集合而成。是历节风痛，四肢骨节肿胀，治宜疏散：

羌活钱半　麻黄六分　苍术钱半　木防己二钱　当归三钱半　姜黄二钱　独活钱半　防风二钱　川黄柏三钱　晚蚕砂钱半　桑枝三钱　秦艽三钱　威灵仙二钱　五加皮二钱　川牛膝二钱半　泽泻二钱

饮邪流窜经络，误认风寒湿三气而治，始投疏散，继服补剂，永无痊期。《脉经》云：脉沉者留饮。偏弦者饮也，沉弦细滑皆为饮症。若得涩脉，则不易施治。盖痰胶固其间，脉道因之阻塞也。是症寒热似疟，或三日一作，或五日一作，或十余日一作，经络疼痛，小便不利，缘饮积于中，脾胃乖和，治宜温运，俾脾气升而胃气降，饮浊下行，自能痊愈。

陈皮　姜半夏　茯苓　甘草　枳壳　乌药　当归　秦艽　川牛膝　竹茹　栝楼仁　桑枝

四肢腰背强直作痛，指节伸而难曲，足跟吊起，行走如跃。魄门上缩寸余，粪如猫屎，已七八年。遍觅医治，有谓为痹症者，有谓为肝肾血虚者。然诊脉沉弦有力，留饮症也。饮蓄经隧，经气不行，以致大筋较短，小筋弛长。肺主气，管摄一身，与血脉循环、大肠相表里。饮浊阻格，肺气不能下输，故魄门紧缩而不达，此非急逐其饮不济。用化痰流气通经法：

枳壳　乌药　当归　秦艽　牛膝　独活　竹茹　栝楼仁　嫩桑枝　青皮　姜半夏　茯苓　甘草　指迷茯苓丸

一臂作痛，日久酿为外疡，前医误为风寒，又指为气血虚弱。三五月后漫肿坚大，始知为外疡，而脓毒已成矣。夫四肢属脾，而转输食饮及津液者亦脾也。气血寡薄之人，脾弱不能速运，饮浊旁流经络，臑臂因受其害。始时骨中隐痛，渐肿渐坚，肩节脱离，不能抬举，而外疡起矣。盖即方书之蝼蛄串症。

枳壳　乌药　当归　人参　白术　秦艽　牛膝　独活　竹茹　桑枝　陈皮　姜半夏　茯苓　甘草

白虎历节风

风名白虎历节者，因来之迅速，手腕骤然肿痛，如虎之咬，呼号不已。医者每视为疡毒，最易错误。此乃手三阳经风火湿邪，伤于血脉。火性急速，忽然而来。久则经脉拘滞，伸曲不利，成为残废。症虽名风，不可以风药例治，反增肿痛。忌投温剂，并忌艾灸。只宜清其络热：

秦艽　独活　威灵仙　五加皮　黄柏　苍术　晚蚕砂　当归　桑枝

痛肿退后，再以活血通经：

桂枝　酒制黄柏　葛根　升麻　炙甘草　当归　人参　芍药

荣卫贯通，自能复旧，否则终身不为用矣。

串臂漏

串臂漏久，肌肉僵硬。体质亏弱，不易速愈。煎剂培养气血，兼清湿热。晚进丸药（炙琉璃、炙指甲、象牙、蝉蜕、乳香、没药、枯矾、蜡丸），退管化坚，缓缓调之：

生首乌　苡仁　当归　槐角　丹皮　皂角刺　金银花　大贝　生甘草　茯苓　红枣

伏兔痈

伏兔痈，漫肿内硬，已延两月。发热口干，脉虚数，宜养血温通经络：

中生地　怀牛膝　肉桂　当归　陈皮　炙甲片　黄

柏　制半夏　赤芍　甘草　桑枝

伏兔痈，溃久。湿热上升，腮龈、口舌糜腐，先为清解：

玄参　川连　桔梗　连翘　花粉　粉丹皮　甘草　黄芩　芦根

鹤　膝　风

鹤膝风,肿痛稍减,宗原治法。

当归　没药　川黄柏　桂枝　怀牛膝　苡米　五加皮　独活　丝瓜络　苍术　川萆薢　白茄根　桑枝

附　　论

鹤膝风症,前贤以足三阴亏损,风寒湿三气袭于经隧。其治皆以辛温开发，宣通经络。予谓又有不然。若肝肾阴亏，夹湿热者，岂可以辛温例治。如的系三气杂成，宗上法。又有湿痹一症，与鹤膝风相似，不可不明辨也。痹则两膝肿痛，或足踝不肿，虽三月五月之久，而腿肉不消，筋脉不拘。鹤膝则二月后，大肉枯细，屈不能伸。以此为辨，而治法亦殊。痹症属实；鹤膝夹虚，有单有双。如肝肾阴亏，阳明湿热下注，膝肿热痛，若进辛温，是助其热，亏其阴，必致肿溃为败症。始宜通络利湿，继以养阴清络。若初起肿痛，按之不热，虽寒热者，以万灵丹汗之，用独活渗湿汤、防已桂枝汤；日久腿足枯细者，古之大防风汤、胜骏丸、三痹汤等方选用。脉见细数，虽风寒湿之症，过饵温热，恐湿寒化热，亦致酿脓。凭脉用药，认症分湿与热，最为得当。至外治者诸方，详载于后。

一方：通络利湿汤。治鹤膝肿热作痛。

大豆卷　防己　赤芍　秦艽　川牛膝　川萆薢　干地龙　归须　黄柏　白茄根　桑枝

二方：养阴清络饮。治鹤膝肿热日久，夜分痛甚者。

炙鳖甲　秦艽　黄柏　炙龟版　地龙　川石斛　独活　赤芍　川牛膝　当归　川萆薢　苡米仁　桑枝

三方：独活汤。治鹤膝风，因风寒湿初起，肿痛寒热者。

独活　防风　苍术　黄柏　当归　秦艽　防己　萆薢　赤芍　川牛膝

四方：防己桂枝汤。治寒湿鹤膝，初起肿痛无热者。

桂枝　川萆薢　独活　秦艽　川牛膝　白茄根　木防己　赤芍　苍术　炙没药　全当归　炒桑枝

五方：大防风汤。治三阴不足，风邪乘之，两膝作痛，膝肿而腿细。

潞党参　黄芪　熟地　木防己　怀牛膝　熟附子　桑枝　羌活　川芎　生白术　全当归　川杜仲

六方：独活寄生汤。治肝肾虚，风湿入络，足膝掣痛痹。

独活　云茯苓　防风　大生地　桑寄生　细辛　秦艽　川芎　大白芍　桂心　人参　杜仲　当归　怀牛膝

生甘草

七方：三因胜骏丸。治鹤膝风，膝肿腿细，手足寒挛，走注疼痛。三阴不足，寒湿为侵者。

熟地　附片　当归　苁蓉　破故纸　苍术　全蝎　槟榔　怀牛膝　萆薢　乳香　木香　射干　炙没药　木瓜　防风　天麻　枣仁　川羌活　巴戟肉

上药为末，炼蜜泛丸。

八方：三痹汤。治寒湿痛痹，膝踝肿胀，三阴不足。

川芎　当归　白芍　生地　防风　秦艽　黄芪　茯苓　党参　牛膝　独活　川杜仲　桂心　细辛　羌活　续断

九方：史国公药酒。治手足拘挈、半身不遂、鹤膝痹痛等症。养血祛风，壮骨健脾渗湿。

羌活二两　防风二两　白术二两　当归二两　川萆薢二两　杜仲二两　松节二两　虎骨二两　杞子二两　蚕砂二两　秦艽四两　鳖甲二两　茄根八两　苍耳四两　川牛膝二两　酒三十斤

洪宝丹：治膝盖肿痛而热，皮色不变，用葱汤调敷。

天花粉三两　姜黄一两　白芷一两　赤芍一两

地骨皮散：治鹤膝肿热痛甚者，用车前子草打汁调敷。

无名异一两　地骨皮四钱　乳香二钱半　麝香一分

冲和膏：治膝肿而潮热者，用醋调敷。

紫荆皮五两　独活三两　赤芍二两　白芷一两　石菖蒲

一两五钱

鹤膝散：治鹤膝，因受风湿肿者。白芷四两，陈酒二十两煎稠，去渣，以笔蘸酒涂。

香桂散：此散治一切风寒湿气，筋骨疼痛，温经通络，掺膏药上贴之。

生附子二钱　麝香二分　川乌二钱　细辛二钱　木香二钱　炙没药二钱　肉桂二钱　草乌二钱　丁香二钱　樟冰二钱

共为细末，随症听用。

穿踝疽

陈正宗谓三阴湿热下注足踝，则生穿踝疽。有头者属阳易破，无头者属阴难溃。不知是疽不仅由阴经，亦不以有头无头分阴阳也，初起即憎寒恶热，红肿作痛如痈。在外踝者属足三阳，乃阳明胃经湿热下注；在内踝者属足三阴，乃太阴脾经湿热下流，此属阳症，易溃易敛。初起内踝骨骱作痛，渐肿渐硬，不热不红，串及外踝，此属阴症。由本体不足，脾湿下注，血脉凝涖，或外受湿寒，三月五月肿处焮热，内脓渐生，里外穿溃，易生多骨，虽久不愈。大法初起，即谋内消活血，通络利湿：

当归身　白芍　甘草节　连翘　贝母　天花粉　金银花　白芷　僵蚕　乳香　没药　红花　白术　苡米　泽泻　黄柏　知母

皂角刺　穿山甲

若至溃腐，即不易治。又有童稚先后天亏者，初起不觉，三两月后，渐肿渐疼，且至外溃，晡热潮热，羸瘦毛焦，流为败症。治法初起，当固脾元，化痰湿，温经通络，不得过于清利：

白术　扁豆　炮姜　上肉桂　白芍　乌药　茯苓　橘红　苡仁　连翘　姜半夏　栝楼仁　吴茱萸　泽泻　丝瓜络

若皮现红色，湿寒化热，内脓将成，略用养阴清利：

石斛　生地　天花粉　黄芩　山栀　丹皮　滑石　赤芍　芦根　麦冬

溃后宜培养脾肾：

人参　白术　当归　川芎　牛膝　萆薢　杜仲　蒺藜　菟丝子　肉苁蓉　破故纸　肉桂　胡芦巴

调治得宜，犹可望痊。然则关节转动之处，疮口虽敛，筋脉已伤，残废终难幸免矣。

穿踝疽外涂药：凡穿踝疽（又名瓜藤缠）得系久年疮毒，烂穿足踝骨，百药无效。用黄鼠狼（即鼬）之四脚爪，烧炭存性，和冰片少许，研细末，干涂穿踝上。连涂一月，收口痊愈。

足跟疽

恙由折伤，瘀血凝滞，足跟疽外溃两月，肿胀不消，防成多骨，宜养血化毒：

当归　赤芍　大贝　川萆薢　苡米　陈皮　泽泻

忍冬藤　生首乌　怀牛膝　甘草　桑枝

足跟疽溃久，窜及内踝，又将破溃，夜分发热，汗出即解。虚中夹邪，先为和解：

生首乌　炙鳖甲　当归　川贝母　威灵仙　云茯苓　制半夏　广皮　青蒿　柴胡　炙甘草　生姜

脱　疽

古书谓丹石温补，膏粱厚味太过，脏腑燥热，毒积骨髓，则生脱疽，盖富贵之疾也。然农夫童稚，间或有之，岂亦得于丹石温补膏粱厚味乎？有湿热为患者，有感温疫毒疠之气而成者。其人肾水素亏，温热乘虚下陷，滞于经隧，营卫之气，不能下达。又感严寒涉水，气血冰凝，积久寒化为热。始则足趾木冷，继现红紫之色，足跗肿热，足趾仍冷，皮肉筋骨俱死，节缝渐次裂开，污水渗流，筋断肉离而脱。其感瘟疫而成者，夏秋之间，暑湿温病，兼旬不解。邪陷下焦血分，流传于络，两足痛而足趾冷，入暮为甚，不能站立。人以为痹痿也，迨至趾跗红紫，而脱疽已成矣。有落数趾而败者，有落至踝骨不败者，视其禀赋之强弱，要皆积热所致，以养阴清火为主：

山栀　生地　石斛　丹皮　天花粉　当归

胃气虚者加平补以扶正：

厚朴　陈皮　柏子仁　山药　远志　麦冬

弗过寒凉，而参、芪、肉桂，助阳劫阴，均非所宜。

井疽

五脏之尊，心为之主。以肾过用，肾水下亏，水不制火，心阳扰动，营不内守，则腰痛咯红。继患井疽，外溃已久，不时嘈杂，气馁中虚。当营卫并培，兼以养心：

党参　茯苓　参须　远志　牡蛎　甜冬术　怀山药　归身　白芍　陈皮　柏子仁　生地　红花

肝痈

肝痈背肋肿痛。一月尔来，咳嗽气急痰腥，肢冷汗多，或作蜕热，脉虚细。症势极重，拟方以望转机：

首乌　半夏　茯苓　北沙参　杏仁　栝楼　蛤粉　麦冬　川贝　橘红　梨

肝气夹痰，凝结于络，左肋结硬，漫肿势成。肋痛发热，胸痞不舒。宜疏肝化痰解郁：

生首乌　香附　赤芍　半夏　僵蚕　新绛　枳壳　泽兰　茯苓　青皮　郁金　葱管

肋痈，硬痛发热，胸脘阻隔，半月未得更衣。宜疏肝和胃，兼以通幽：

广郁金　栝楼仁　枳壳　赤芍　旋覆花　山栀　藕根　桃仁　通草　青皮　半夏曲　佛手　荸荠

肋痈，即肝痈也。乃痰气血滞于肝络，肝胀成痈。外溃两月，肉腐外紫，胸背骨胀。内热咳嗽，短气脉数。肝肺两伤，荣阴大损，势入损门，姑拟清养：

北沙参　杏仁　丹皮　怀山药　大贝　川石斛　麦冬　栝楼仁　茯苓　藕　枇杷叶

胁疽溃久，肋骨伤损，不易完功。宜内托：

生地　当归　白芍　怀山药　粉甘草　茯苓　玉竹　料豆　陈皮　象牙屑　红枣

附　论

《素问》曰：肝痈，两胠满，卧则惊，不得小便。又曰：期门隐隐痛者，肝疽。其上肉微起者，肝痈。未能详言，后陈远公曰：人素多郁怒，致两胠胀满，发寒发热，继而胁疼，手不可按，火盛烁乎肝血。此肝叶生疮，在左不在右。左胁之皮，必见红紫五色，以化肝消毒汤。丹溪治以复元通气散、柴胡清肝汤。溃后，八珍、六味滋补脾肾。治法虽稍备，究未详明确当。夫肝之脉，从股阴入毛中，环阴器，抵少腹，上贯肝膈，布胠，至期门而终。肝气壅滞，故胠满不得小便。肝病发惊骇，魂不藏，故卧则多惊。肝气盛则两胠痛。怒火动则烁肝血，血凝气壅，则肝胠生痈，手不可按，毒聚而未成。若皮现红紫之色，内脓已成，发越于外之象也。嗜酒之人，每多此患。酒入于胃，则肝横胆浮。肝既横，则气血不能顺行，胃中痰浊，亦旁流于胁。痰气血交混，结而为痈。又有闪气之人，亦生此患。闪则气滞而血亦滞，久而不愈，亦发痈疡。小儿亦见有之。小儿之生，乃因痰热入于肝络，先咳嗽而后胁肋肿胀。但此症初生，病者固不知痛，而医者总云肝气。十有八九，一派辛香耗气，迨至胁肋肿胀，始知生痈。必呼吸不利，转侧不能，手不可按，症明且确。医者岂可自恃万能，按脉即晓，以肝气治，贻误匪浅！肝火甚者脉必弦数，挟瘀者脉弦涩，挟痰者脉弦兼滑，治与肝气迥殊。伤于此者，不知几何，故谆谆辨论。临症之时，不可不审也。用特列方于后，并录治验数则，以便参观。

一方：化肝消毒汤。

当归　白芍　银花　黑栀　甘草

此用归、芍入肝滋血，甘草缓肝，栀子清肝，银花解毒。火平血生而痛自止。

二方：柴胡清肝汤。疗治怒火上升，憎寒恶热，肝胆风热疮疡。

柴胡　黄芩　甘草　南沙参　川芎　黑栀

三方：复元通气散。治闪挫，气血凝滞，腰胁引痛。

小茴香　延胡　陈皮　甘草　炙甲片　白丑　木香

四方：六味地黄汤。疗治肝痈溃后，发热，虚羸脉数，服此以滋肝肾。

茯苓　大生地　山萸肉　泽泻　丹皮　怀山药

五方：八珍汤。治肝痈溃久，气血俱虚，脉弱。

当归　川芎　白芍　生地　党参　白术　茯苓　炙甘草

六方：清肝活络汤。治闪挫胁痛，瘀凝于络，肋骨肿胀者。

当归　赤芍　新绛　桃仁　青皮　广郁金　参三七

枳壳　苏梗　泽兰　瓦楞子

七方：疏肝流气饮。治肝痈初起，左胁肋痛，呼吸不利。

苏梗　枳壳　通草　广郁金　延胡　青皮　佛手　当归　乌药　香附

八方：舒郁涤痰汤：治肝痈，六七日后，胁肋微肿，或兼咳嗽，大便不利。

香附　当归　佛手　橘红　栝楼仁　广郁金　茯苓　苏梗　枳壳　参三七　半夏　竹茹

九方：加味金铃子散。治肝痈肋痛。

川楝子　延胡　青皮　赤芍　甘草　黑栀　枳壳　通草　橘红

肺　痈

肺痈一年，咳吐脓血，发热脉数，势入损门。当养阴清痰热：

南沙参　杏仁　苡米　橘红　象贝　鲜百部　蛤粉　麦冬　丹皮　花粉　栝楼仁　梨片

肺痈，咳吐脓血之后，而夜分呛咳不止，入暮作寒，肢冷体痛。肺胃荣卫皆虚，肝阳不降，宜养肺胃兼以柔肝：

当归　炙甘草　首乌　怀牛膝　北沙参　杏仁　橘红　蛤粉　茯苓　紫菀　怀山药　榧子

风邪外受，肺胃之痰热内蕴，咳嗽发热，胸胁作痛，防成肺痈。急当清降：

薄荷　杏仁　桑皮　通草　茯苓　橘红　枳壳　川贝　苏梗　栝楼仁　枇杷叶　茅根

痰气蕴结，肝肺咳嗽，发热痰腥胁痛，防成肺痈。当以清降：

南沙参　杏仁　百部　蛤粉　川贝　丹皮　橘红　通草　栝楼皮　枇杷叶　竹茹

胃脘痈

胃脘痈，硬于石，呼吸转侧不能，已半月余。势将外溃，宜理气化痰：

炙甲片　制半夏　延胡　赤芍　生首乌　白茯苓　陈皮　青皮

脾肚发

脾肚发，外溃烂势大，当以托里：

当归　甘草　连翘　银花　大贝　花粉　黄芪　赤芍　陈皮　绿豆

肠覃

脉来左部细弦，右部沉涩。荣血不足，肝气不强，脾气不利，气血与汁沫凝结肠外，结为肠覃。状如怀子，幸月事仍以时来。法宜养荣，兼流气化凝治之：

怀牛膝　丹参　川楝子　桃仁　青皮　上肉桂　当

归　乌药　香附　延胡　瓦楞子　降香片

肠　痈

有以腹痛而进谒于方家者，或曰寒也，积也，肝气也，气血凝滞也。久之结硬，则又曰痞也。人人俱言，屡变而屡穷。迨二便流脓，皮现红色，始瞿然知其为痈也，而痈已成矣。腹之中行属任脉，旁开二寸，足太阴分也。少腹两旁属厥阴肝经。昔贤有云，天枢（心口也）作痛，大肠生痈，关元（腹下也）作痛，小肠生痈。在大肠则大便闭，在小肠则小便涩，腿足屈伸不利。若在肠外，则二便如常。要之业医者宜知经穴，辨其内外，对症下药，方无贻患。安可遇相似之症，指鹿为马，浑然无别，以误人也！夫痈之初生，腹中痛甚，手不可按者，即是生痈。脉形必数，实是积热在中。其始也，或膏粱厚味，毒蕴肠中，或湿热留滞，或产后恶露不清，或感寒而气血凝滞。因火与湿热者，其来也疾；因瘀与寒者，其来也徐。肠胃传送不利，气道壅阻，则痈脓成。内外治法，明陈实功撰《外科正宗》已备。治少腹痈有艾灸一法，未为尽善。余思大小肠，为火腑郁热之症，似不宜灸。若灸之恐速其成。而因寒者可灸之。惟其专主补托，未免有所偏倚。凡痈疽之始，无论阴阳，宜以胃气能食为佳。不能食之中，又有因火毒炽而不能食者，但清其毒：

连翘　山栀　桔梗　丹皮　赤芍　甘草　苡米仁　茯苓

而胃气自醒，若骤用补益，毒火留阻，胃既不安，疮亦难愈。大法初患之时，属热者清以通之：

山栀　竹茹　麦冬　茯苓　天花粉　贝母　桔梗　黄芩　玄参　黄连　连翘　甘草　赤芍　生地　银花

因寒者辛温以通之：

独活　防风　桂枝　当归　炮姜　附子　赤芍

溃则补托：

潞党参　熟地　人参须　当归　黄芪　白芍　茯苓

而溃后肿痛不减，脓色稠厚，湿热尚炽，亦未便施补。如肠胃毒火充斥，大便秘结，通下之剂：

生首乌　桃仁　枳壳　杏仁　栝楼仁　山楂肉　柏子仁　谷芽

疑不敢试，以致肠膜烂穿，粪随脓出，患延终身。

痈疽疮疡用药禁忌

痈疽不外乎内因外因。内因者，喜、怒、忧、思、悲、恐、惊七情郁结之火也。外因者，风、寒、暑、湿、燥、火六淫之气也。人之禀赋各有不同，气血各有强弱。六淫伤于外，七情动于中，各随其脏腑之偏胜而中之。即内恙亦然。今之业疡医者，每执《外科正宗》一书，攻消托成法。然其论治，似偏于补，有禁用针刀并追蚀之药。如乳癌、瘰疬、瘿瘤、痔漏，近世惑其说，而施此法。至初溃已溃之症，毋论疔疮、时毒、鬓疽、肛痈等，均执旧方，一概托里消毒，八珍、十全大补、补中益气，而误于补。此总缘视症之未明，脉理之未究，经穴之未详，虚实之未辨，以致胸无把握，依旧画葫芦耳。夫症之现于外，要之即微芒癣疥，无一非脏腑经脉所发。所谓有诸内必形诸外也。凡疮疡破溃，补早则留住毒邪，毒即火也。溃后脓多及腐不脱，或由正气之虚，或由毒火不尽。须观其脓之厚薄，薄者是虚，厚者火之不尽。腐脱之后，新肉不生，或由气血之虚，或受风寒袭于疮口，气血不能荣运。补虚之中，又当夹用温和之品：

白芍　肉桂　厚朴　木香　陈皮　甘草　干姜

且疔疮尽是火毒，黄芪断不可投。至十二经络有多气多火少血之经，如少阳一经（三焦与胆），耳前后上下胁肋等处是其部位，如生疮疽，参、芪亦宜慎用。总之，凡业疡科者必须先究内科，《灵枢》、《素问》不可不参，张、刘、李、朱四大家尤不可不研究。假如内外两症夹杂，当如何下手，岂可舍内而治外乎？至如内痈初起，中脘痛者，误为胃气；胁肋痛者，误为肝气；痛在腹者，误为滞气；寒气及结成块者，误为痞积，不知其内脏生痈，直至破溃不起，是内科方脉家误人之处往往有之，其罪岂浅鲜哉！

痈疽之阴阳及内外两因，《外科正宗》已详其说。再参脉之虚实，应何汤散，投之自无错误。至外用之丹散，亦当详审。看症辨症，全凭眼力。而内服外敷，又在药力。药性不究，如何应手；假如火毒疮疡，用辛燥之药外治，立增其痛，立见腐烂。凡人之疾苦，痛最难忍。痛则伤脾，饮食顿减，形神顿清。故疮疡以止痛为要。而疔疮发背，又欲其知痛。如湿痰流注、附骨疽、鹤膝风，若能止痛，可冀内消。至瘰疬、马刀、失荣、石疽、乳癌，又不可作痛。痛则焮热，皮现红紫，势必穿溃。古方之消散膏丹，用蟾酥、蜈蚣、全蝎，取其以毒攻毒，而瘰疬、马刀、失荣、乳癌等症，以蟾酥等外治，每每起泡皮腐。盖七情火郁于里，不得以辛温有毒之品外治。即如风火热毒，湿热疮痍癞癣，古方有用轻粉、雄黄、硝、矾、花椒等药，用之反增痒痛，肌肤疡腐。总之皮色红热及色白，而皮肤燥裂者均不宜温燥之药敷搽，只可辛凉之品（薄荷）。今时误于此者不知凡几！病家每责之疡科，实辨症之未明，投药之未审耳。

疔　疮

疔疮名目甚繁，先贤以青、黄、赤、白、黑五色分别五脏之疔已尽之矣。其治法刺法，宜汗宜下宜清，亦已详备。惟艾灸毋论何部断不可施。疔疮尽是内腑积热，搏于经络，血凝毒聚，各随脏腑而发。见于头口角心胸之处，最为凶险，且易杀人。其背上必现红紫斑点。五脏皆系于背，见于上者发于心肺，见于中者发于肝脾，见于腰者发于肾。色红者轻，色紫者重，急用针于斑点上挑刺，约入一二分，挤去毒血，一日挑一次，多则三次，少则二次，重者转轻，轻者散矣。又有暗疔，人所不晓，如耳底作痛，外无形迹。心窝刺痛觉烦闷，四肢拘紧恶寒，亦观背上，如有斑点，即是生疔。速为挑刺出血，服清透解毒：

薄荷　连翘　紫花地丁　菊花　大贝母　赤芍　玄

参　花粉　银花　黄芩　甘草　丹皮　竹叶

或蟾酥丸以汗解之。切忌寒凉抑遏。溃后芪、术亦不可误投。惟暗疔最易忽略，偶不经意，即至伤身。谚云：走马看疔疮，不待少顷也。可不慎欤！

《外科正宗》之天蛇毒，即蛇头疔，谓心火旺动攻注而成，用艾灸五壮可消。既是火发，焉可再用艾灸？岂不背谬！夫疔生于指面者最重，皮厚难穿，生于指背、指肚、爪甲旁者较轻，其皮薄易溃易愈。指面之疔，每见皮肉紫黑干烂，痛则连心，即挑破外面亦无脓水，此等最恶，指头必落，此与足指脱疽相等。诸疔皆内腑积热，邪搏于经，血凝毒聚，各随脏腑而发，切不可以艾灸，助其火势，肿痛益增，亦不可轻易动刀。如脓未成，只用刀剔破外皮，或用针刺入分许，使药性可以入内，冀其止痛消散。若刀深入则努肉突出，溃脓之后，脓不能消。脓为火烁，内生多骨，迁延时日，非虚而不敛之谓。又龙泉疽、虎须毒二症，龙泉生于人中之间，虎须生于地角之上，均生于壮实之人，不服药自愈之说。龙泉即人中疔最险之处，有关生死，每有走黄，致毒陷神昏殒命者，岂可轻视？虎须较人中稍轻，然亦不可不药。法须照疔疮施治。然《正宗》之治疔，项以下者用艾灸，红丝疔之刺血，插蟾酥条，溃后用参、芪、白术、五味子，均不可为法。红丝疔多生于脉门，形如米粟，或有白泡，霎时即起红丝，一二时即走至云门天府（近肩处）。治法依红丝一路刺血，最妙外以鲜菊叶捣烂和拔毒散（石膏、红升等配成）涂之。人中疔亦宜针刺出血，可插蟾酥条以拔泄其毒。疔头最宜高起，四周红肿，为有护场。若无护场，疔头陷软，是将走黄，当用清透之剂：

菊花　地丁草　薄荷　大贝母　连翘　赤芍　生甘草节　炙僵蚕

不可过用寒凉抑遏，毒反难出。然凭脉，如数实有力，凉解（黄芩、丹皮、玄参）之中，亦必兼透。蜡矾丸、护心散、败毒散甚验，亦不可进补。有云疔毒忌表，古方之夺命丹、夺命汤，服之盖覆取汗，非透发之谓欤？其毒散于经脉间者，遍体作痛，亦必发毒，如同流注。无论穴道，随处结肿，或六七处，或三五处不等，皮色不变，消者甚少，因疔毒未有原处发泄，故易成脓。宜服蟾酥丸，兼进连翘败毒散：

连翘　羌活　独活　荆芥　防风　柴胡　升麻　桔梗　甘草　川芎　牛蒡　归尾　红花　苏木　花粉

虚者加党参，十中可消三四。已成，托里消毒散：

人参　生黄芪　白术　茯苓　白芍　当归　川芎　银花各一钱　白芷　甘草　连翘各五分

溃后用养营汤：

当归　白芍　生地　熟地　赤苓　山栀　麦冬　陈皮各一钱　人参　甘草各五分　乌梅一个　大枣二枚

不宜过用补剂，以恋其毒，迁延难愈。

黄鼓疔走黄，疔毒散漫，肿及胸颈，内热便闭，防其内陷，拟化疔解毒：

地丁草　银花　赤芍　大贝母　连翘　黄芩　花粉　人中白　玄参　薄荷　桔梗　淡竹叶　野菊花头

外搽鲜菊叶汁调拔毒散。

拔毒散

煅石膏五钱　红升钱半　轻粉钱半　蓖麻子二钱半，去油　广丹一钱　制乳香一钱　琥珀五分

研末外用。

疔红肿，便闭脉实者，必须用鲜生地、黄连、木通、生军之类，如下方：

鲜生地　黄连　木通　生大黄　紫地丁　白菊花　金银花　连翘　栝楼仁　贝母　赤苓　草河车　蒲公英　黑山栀　丝瓜络　赤芍　粉丹皮　泽泻　梅花点舌丹四粒，分二次服

外搽药在疔未破时，用石碱与醋入猪胆中，裹在指疔上，一夜十二时，疔取消去。

已破时用茄窠虫即苍耳虫，打碎搽，立即止痛。将愈用小升丹（即三仙丹）收功。蛇头疔破溃，指节须脱，急宜清解火毒：

连翘　银花　甘草　黄芩　丹皮　花粉　赤芍　地丁　大贝母　菊花

外搽清宝丹或用王瓜草之叶。此草高离地约半尺，生墙脚。用指搓之，有王瓜之味。即以此叶捣汁，涂蛇头疔，立即止痛且愈。

清宝丹：

大黄一斤　姜黄半斤　黄柏半斤　白芷六两　血竭四两　花粉二斤　陈皮四两　甘草二两　青黛四两

研末，用冷茶或甜茶、丝瓜络、芦根、菊花汁调敷。

锁口疔疮，头不硬，致毒气走散，急为清散：

牛蒡子　甘菊　银花　赤芍　连翘　地丁草　大贝草河车　淡竹叶　野菊花头

流　注

脉象两关细弦，而右兼涩，脾有湿痰，肝气大旺，营卫不利，以致胸腹不舒，腰髀作痛，不能转侧。左肋痰注成漏，间日必服通利之剂，而胸腹顿舒然。取快一时，恐伤胃气。宜和荣卫化痰，兼平肝木：

当归　茯苓　黑丑　川楝子　青皮　苡米　陈皮丹参　怀牛膝　半夏　郁李仁　丝瓜络

素本木旺水亏，脾多痰湿，肝风晕厥之疾数年。去冬渐至卧床不起，肝肾血液俱疲。春分后木挟相火用事，湿痰随风火之气，充斥三焦，眩晕发热，遍体作痛，疑系旧恙复萌。讵知楔骨之旁，结为痈毒，约半月有余。是穴乃肝经部位，火湿凝聚络中所致。肝热最易上升，湿火熏蒸胃腑。始则发热谵语，后渐热退神安。乃湿热之邪，归并下焦，是外患之见端，非旧恙之复萌也。现已成脓半月，未得更衣，齿干苔燥，阴伤而湿火不化，症虽属外，而药饵尤当治内。幸脉冲和，而关微弦象，似可无虞。拟用甘寒育阴，兼和中润下之治：

南沙参　麦冬　川石斛　大贝　柏子仁　栝楼仁苡米仁　茯苓　天花粉　藕　青皮　甘蔗

流注臂臑已成，右肾俞穴结肿，痛难转侧，为患最剧。急为和气化痰：

苍术　乌药　半夏　全蝎　当归　川芎　桂枝　苏

叶 赤芍 陈皮 独活 酒

背俞痰注痛，脓从肋缝而出，难以速愈。兼之发热面浮，胸腹饱胀，泄泻，脉滑数。痰湿滞脾，症非轻候，当先治其内：

小川朴 茯苓 神曲 砂仁 鸡内金 苡米仁 麦冬 枳壳 青皮 生首乌 鲜荷叶

风注

风注一症，古书未载。头额间忽然肿起，软似绵，大如馒头，木不知痛，按之似有痒状。此风入腠理，卫气滞而不行，有肿及头半者，宜以万灵丹汗之。内服疏风流气饮，外以洪宝丹敷之，五七日即消散而愈。予见有肿而日久不消者，医者疑其脓，遂用刀针窜空，半年未能收功。凡遇此者，禁用刀针，极宜慎之。

疏风流气饮

青防风一钱 川抚芎八分 陈皮一钱 炒僵蚕钱半 甘草五分 赤芍一钱 荆芥穗一钱 全当归钱半 白芷八分 菊花钱半 乌药八分 葱白头三个

洪宝丹：治诸般热证，痈肿金疮。

天花粉三两 姜黄一两 白芷一两 赤芍药一两

研末外敷用。

蔽骨疽

肝气夹痰，凝滞蔽骨，发为痰疽。已溃，一头肿硬不消，又将破溃。脉来两尺弦数，营血已亏，阳明痰气不清，宜养营和卫，兼化痰软坚之治：

当归　清半夏　陈皮　茯苓　栝楼仁　广郁金　大贝　左牡蛎　苏梗　佛手

外敷：乳香、没药等分，研制之海浮散。

蔽骨疽，肿硬较松，脓亦较厚，仍和营化坚。

前方去苏梗，加泽兰、连翘、藕节。

蔽骨痰疽，脓或将溃，当以清托：

南沙参　大贝　陈皮　连翘　甘草　川石斛　当归　茯苓　栝楼仁　藕节

多骨疽

多骨症有疮疡溃久脓水结成者，有先骨胀而后破溃出骨者。《外科正宗》治以肾气、十全、固本、养营诸方，盖皆已溃之治，非初起之治。考是疽生于胫骨或于足跗，而臂与头额亦间有之。身半以下者，湿兼热也，身半以上者湿兼痰也荣卫不利，脾气不从，以致湿痰停壅，郁蒸化热，而为腐骨。初起隐痛之时，张仲景所谓多骨疽生于湿热，湿热之症乌可徒用温补？宜以川芎、当归、二陈、赤芍、羌活、秦艽、僵蚕、竹茹等消散。在臂者加桂枝、桑枝，兼进指迷茯苓丸；在头者加防风；日久不消，加人参须、白术扶脾；在下者胫骨肿痛，宜化骨至神丹加知母、黄柏，以利湿清热；如溃之不敛骨不出者，始可与肾气、养荣等方补托。若夫霉疮之头额骨胀，则当于毒门求之。

岐天师化骨至神丹：

金银花三钱　当归三钱　白术三钱　茵陈一钱　白芍一钱　龙胆草一钱　甘草一钱　柴胡四分

水煎服。

出多骨方：乌鸡足胫骨一对，实白砒于骨内，黄泥包裹，炭火煅红存性。研末，用米饭为丸，如绿豆大。以一丸纳入疮内，直抵多骨上。外以膏盖一夕，其骨自出。

附骨疽

附骨疽，破溃成漏。

大生地　山萸肉　当归　远志　泽泻　甘草　鹿角胶　怀牛膝　白芍　茯苓　白术　红枣　桑枝

阴疽

昔贤以痈生六腑，疽发五脏，有阴有阳，有顺有逆，固已反复详明。近《全生集》复以色之红白分痈疽。宜服阳和汤：

熟地一两　白芥子二钱，炒研　鹿角胶三钱　姜炭五分　麻黄五分　肉桂一钱　生甘草一钱

此不究病因，不辨疑似。凡色未变者，概指为疽，而与以阳和汤方，以致溃败肿起。不知虚寒凝锢之疽，固非阳和汤不效，然症类不一，有初如粒米，顶白而根红大，或痒或痛者，乃脏腑积热所致。其毒之浅者发于

腠理，其毒之深者发于肉里。初起知痛轻，不知痛者重。又有暑湿热三气混杂之疽，始终亦不高肿者，非暑热之不能焮肿也。暑伤气，热伤阴，气阴既损，兼以湿邪，故浸淫而类阴象，与阴寒之疽大异。况皮色白者最多痰症，生头项者风兼痰也，生胸背腹肋者气兼痰也，生腰以下者湿兼痰也，当各因所兼而论治。然又有伏热在内，火从水化而转白者，有七情之火郁结而色不变者。若不细心体会，一概视为阴疽，投以姜桂，适足助其热，涸其阴，速其脓耳。大抵皮色虽白，按之烙手，愈按而愈热者，此即阳症。初按则热，按久之反不甚热，或初按不热，按久之即觉热者，此阴阳参半也，皆不得作阴症论。必按之全不热者，方可指为阴症。

石疽

石疽，乃气血冰凝，成此恶疾。起自左腋结硬，渐次硬及乳房，肩臂颈项木肿，日夜掣痛。气血俱虚，难治之症，姑念远来，勉方冀幸：

党参　大熟地　上肉桂　焦白术　大白芍　全当归　川芎　茯苓　香附　炙甘草　桑皮　红枣头

抑郁伤肝，思虑伤脾，肝脾荣损，气动于中，木火夹痰，上升少阳。经气郁结，颈左发为石疽，硬坚如石，肩项酸胀，牙紧喉痹，脉细神羸，已入沉疴。势难挽救，姑念远来，拟方回家调理：

党参　冬术　当归　川芎　白芍　香附　大贝　清半夏　陈皮　茯苓　甘草　煨姜　红枣

心肝抑郁不遂，气化为火。火与痰升，颈左发为石疽，坚肿色红，势将外溃，溃则难愈。姑拟养荣清肝化坚：

北沙参　川芎　白芍　玄参　香附　清半夏　大贝　当归　连翘　中生地　左牡蛎　橘叶

肝脾郁结，气与痰滞，石疽坚肿，咽肿喉痹，牙紧颈酸项胀。厥少不和，经络壅塞，七情至伤之病，治调非易。脾胃又薄，便溏，食入作呕吐，慎防脾败。姑拟扶土和中，冀其纳谷为幸：

焦白冬术枳实二分同炒　佩兰　木香　枳壳　砂仁　陈皮　潞党参藿香炒　半夏　郁金　谷芽　炙甘草　茯苓　金橘

呕吐已止，饮食加增，石疽肿亦较退，似有转机。但牙紧未松，喉痹未舒。脉沉弦涩，阴伤木郁，痰气凝痹于上，尚在险途，恐未为可恃，姑从原法治之：

党参　冬术　川芎　当归　半夏　砂仁　陈皮　枳壳　佩兰　广郁金　白芍　橘叶　青皮　茯苓

石疽肿硬稍松。七情至伤之病，究难消散。因日来饮食加增，精神稍复，姑拟原方进治：

党参　当归　清半夏　佩兰　冬术　白芍　陈皮　炙草　川芎　茯苓　大贝　老姜　橘叶

日来精神、饮食倍增，石疽坚肿，亦见收束，是万亿之幸也。宜香贝养荣汤主之：

党参　当归　白芍　陈皮　白术　川芎　茯苓　清半夏　大贝　香附　炙甘草　牡蛎　红枣　橘叶

恙势日见起色，宗前法治：

生地　炒蒲黄　当归　陈皮　大贝　白芍　潞党参　川芎　茯苓　香附　清半夏　牡蛎　远志　金橘叶　红枣　姜

石疽肿势稍加，且作胀痛。肝火复升，宜和荣化坚，兼舒肝郁：

前方去生地、远志，加夏枯草。

石疽复肿，又复作吐。心胸懊侬，肝胃气逆。极虚之体，攻补两难，属在险途，姑拟香砂六君汤加味主之：

党参　冬术　当归　佩兰　广皮　茯苓　谷芽　木香　砂仁　清半夏　炙草　郁金　生姜　枣

痰气血积于肝络少腹两旁，石疽坚肿，木不知痛。姑拟温消，冀其不溃乃吉：

当归　赤芍　桃仁　茯苓　肉桂　清半夏　陈皮　甘草　延胡　瓦楞子　生姜

湿瘀凝滞经络，委阳穴石疽坚肿，色紫，掀及内侧，足肚木肿，夜分热痛。将来难于收敛，急为利湿化凝，以冀收束为要：

生首乌　归尾　甘草　没药　连翘　川萆薢　赤芍　桃仁　黄柏　泽兰　怀牛膝　广皮　桑枝

郁怒伤肝，气滞于络。络血因之留阻，胸胁作痛继之。乳根坚肿，石疽大症。脉来弦强，动劳喘气，自汗盗汗。肝阴已伤，肾气不摄。症势极重，拟育阴柔肝以化坚结：

北沙参　牡蛎　当归　大贝　白芍　远志肉　泽兰　茯神　丹参　广皮　橘叶　栝楼仁　藕节

疵疽

疵疽，右膝漫肿而热。疡科重症。姑拟利湿化凝，保其不溃乃吉：

归须　赤芍　川牛膝　没药　川黄柏　防己　桃仁　白芷　甘草　制半夏　泽兰　茯苓　桑枝　藕节

血痣

额颅血痣翻花，上及囟门，下至眼胞，肉翻峥崚，振动出血。脉数细，左弦。阴伤，心肝火旺，宜犀角地黄汤治之：

犀角　鲜生地　连翘　赤芍　玄参　粉甘草　象贝母　粉丹皮　知母　侧柏叶　藕节

疮漏

疮久不敛，脓水常流，多成漏症。若脓孔屈曲生岔者最为难治。方书有九漏之名，曰气漏、血漏、风漏、冷漏、阴漏、鼠漏、疮漏、蝼蛄漏、瘘思漏九种。皆缘气血亏损，服托里退管，煎丸化服，肌生方愈。

漏管丸

苦参八两　生明矾四两　旧羊毛笔头切去松毛，炙存性，一两　威灵仙四两　五倍子五钱，炒　炙乳香六钱　陈侧柏叶一两，炒　象牙屑一两，晒研　炙没药六钱研末，取猪大肠头一段，洗净，将苦参、明矾、威灵仙三味，入肠内煮烂，捣泥，所余大肠汁同后药和匀。加陈老米粉，糊为药，为丸如桐子大，每早晚服二钱，陈酒送下。治偷粪鼠痔漏有管。

退管外用方：用食盐一块，炭火内烧红，将盐块塞疮洞内，其管自化，新肌渐生。治痈疽溃后成管。盖盐能化管也。

退管生肌散

血竭一钱　枯矾一钱　轻粉一钱　乳香炙，一钱　没药炙，一钱

研末，外用。

麻　风

麻风，古称疠风。疠者，荣气热腑气不清，故使鼻柱坏而色败，皮肤溃疡，其风寒客于脉而不去，名曰疠风。方书俱以风药混治，又无先后之分，并有蕲蛇、虎骨、山甲走窜，蜈蚣温而有毒，服之未有不焮发者。予阅历多多。是症风湿、湿毒、毒疠诸种，有肌表经络之殊。肺司皮毛，胃生肌肉，肺虚则腠理不密，胃气薄则肌肉疏豁，易于触受。或暴露阴湿晦雾，或坐卧湿地，气血凝滞而不行。初起肌肤一点麻木，不知痛痒，毛窍闭塞，汗孔不透；渐次延及遍身，斑如云片，微微扛起，或白或红。其在上者多风，风为阳邪，阳从上受，白而红者，风兼热也。在下者多湿，湿为阴邪，阴从下袭，红而扛者，湿兼热也。毒疠则由口鼻吸入，阳明独

受其邪，血壅热蒸，初起身面疙瘩成块扛起，日久脚指穿。手掌起疱，鼻柱坏，节脱气秽，肌肤疡腐。治时均宜汗解，开通腠理，用万灵丹汗之。风胜者消风散、蒺藜丸，湿胜者苦参丸、渗湿汤，毒甚者双解散、通圣散、羚羊角散、解毒汤，俱可选用。以上皆发于肌表，肺胃受病居多。若在经络，则四肢指节作麻，拘挛肉削，日久足破掌穿。上部面颊麻木，口㖞目泪，眼翻，皆风湿入于经络之见证。初起亦宜汗解，次以蒺藜丸、苦参丸、消风散、利湿通经汤选用。忌辛辣炙煿酒醋等物。避风雨，戒房帏，十中犹可保全六七。病者勿以初起而忽诸。

万灵丹：治痈疽诸发等疮。初起憎寒壮热，浑身拘急疼痛，并治疠风麻木不仁。

茅术二两　何首乌二两　羌活二两　荆芥二两　明雄黄六钱　甘草一两　川石斛一两　川乌二两，姜汁炒，去皮尖　全蝎炙，一两　防风一两　细辛一两　全当归一两　朱砂六钱　麻黄一两　明天麻一两

上药细末，炼蜜为丸，朱砂为衣，每服一钱，用葱头两枚，豆豉三钱，煎汤下。服后，进以稀粥，助令汗出，避风寒，忌生冷，戒房事，孕妇忌之。此方屡试屡验，故有万灵之名。

防风通圣散：此足太阳阳明药也。外为六淫所伤，气血怫郁，表里丹斑瘾疹，疠风肿块红热服之。

防风二两　荆芥二两　连翘二两　麻黄二两　薄荷二两　川芎二两　归尾二两　赤芍二两　白术二两　山栀二两　大黄二两　芒硝二两　黄芩四两　石膏四两　桔梗四两　甘草

四两　滑石八两

上药为末，蜜水泛丸，服三钱，开水下。

双解散：治阳明吸受毒疠，颧面四肢肿起块，垒唇翻目红多泪，用此发表攻里，大便实者宜之。

大黄三钱　金银花三钱　玄参二钱　防风一钱　荆芥一钱　甘草一钱　连翘二钱　熟石膏四钱　花粉二钱　甘菊花三钱　黄芩钱半　赤芍钱半　淡竹叶三十片

水煎服。

羚羊角散：治肺胃吸受毒疠，斑红作肿，目赤泪多，四肢筋脉作痛，体虚者宜之。

羚羊片钱半　玄参二钱　知母钱半　川黄柏一钱　连翘钱半　马齿苋三钱　赤芍一钱　甘草五分　杭菊钱半　蝉衣钱半　白蒺藜三钱　荆芥一钱　浮萍三钱

水煎服。

育阴化疠汤：治阴虚湿热，毒疠蒸于阳明，斑红肿，脉虚数，不胜攻表者。

南沙参三钱　当归钱半　甘草五分　大胡麻三钱　赤芍一钱　甘菊钱半　白蒺藜三钱　薏苡仁四钱　荆芥一钱　浮萍钱半　川石斛三钱　马齿苋三钱

水煎服。

苦参丸：治麻风发于腿足，云斑麻木，或红或白。

苦参一升　大胡麻一升　川牛膝四两　苍术四两　荆芥六钱　当归四两　甘草二两　浮萍四两　豨莶草四两　枫子肉二两，炒黑　糊丸，每服三钱。

渗湿汤：治麻风下部发斑，或踝跗肿胀，指掌起泡，漏蹄等症。

苍术钱半　当归二钱　川牛膝钱半　苡仁四钱　萆薢二钱　甘草八分　黄柏钱半　泽泻钱半　五加皮钱半　苦参钱半　桑皮三钱　大胡麻三钱

利湿通经汤：治四肢麻木，指节拘挛。

威灵仙一钱　桑枝三钱　当归二钱　秦艽钱半　蚕砂三钱　豨莶草钱半　甘草八分　苦参一钱　苍术一钱　苡仁三钱　大胡麻一钱　五加皮钱半　川牛膝钱半　川续断钱半

养血祛风汤：治麻风块斑退，汗孔未透。服之和营顺气，以达肌表。

川芎八分　乌药八分　秦艽钱半　甘草八分　大胡麻三钱　当归二钱　丹参钱半　云苓二钱　川断钱半　豨莶草钱半　苍耳子钱半　白蒺藜三钱　白术一钱　桑枝三钱

解毒汤：治麻风面肿，腥而出水，掌穿臭秽，足跗肿胀者。

黄柏一钱　丹皮二钱　云茯苓二钱　川萆薢二钱　川牛膝钱半　泽泻钱半　花粉二钱　赤芍钱半　小生地四钱　粉甘草一钱　大木通一钱　马齿苋三钱　桑枝四钱

消风散：治疠风，身面白斑，麻木，汗孔不开，起于面者，乃肺经受病。

荆芥一钱　当归钱半　防风一钱　苦参一钱　白芷八分　川芎五钱　甘菊钱半　蒺藜三钱　浮萍一钱　大胡麻三钱　蔓荆子钱半

蒺藜丸：治疠风，身面白斑，或微红扛起，肺胃受病。

白蒺藜一升　苡米四两　防风四两　干浮萍四两　苍术四两　川牛膝四两　黄芩四两　大胡麻一升　荆芥四两　当

归四两　苦参一升　赤芍四两　甘菊四两　枫子肉二两，炒黑

上药研末，水泛为丸，每服三钱，毛尖茶送下。

烫　伤

烫火之伤，忽然而来，为害最烈，有人被火药炸伤，头面肿腐，咽肿气粗，汤饮难咽。又一妇人被火焚，遍身几无完肤，两臂发黑，呼号不已，医治罔效。予用雷真君逐火丹遂应。二人俱投二剂而愈。外治以麻油扫于患处，以陈小粉拍之，即止痛生肌。

雷真君逐火丹：

当归四两　生黄芪三两　茯苓三两　大黄五钱　甘草五钱　黑荆芥三钱　防风一钱　黄芩三钱

水煎。服此方大有意义，当归为君，以之和血。黄芪为臣，托其正气，使火邪不致内攻。茯苓泄肺金之热。大黄、黄芩泻阳明之火。甘草解毒定痛。荆、防使火邪仍从外出。屡用屡验，分量不可丝毫增减。至外用之药，莫过于小粉（小麦之淀粉也），且最简便，较诸汤火伤方胜多多矣。切不可内饮冷水，饮则必死。若外用冷水淋洗，涂以凉药，毒火逼入于里，亦令杀人。